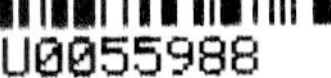
U0055988

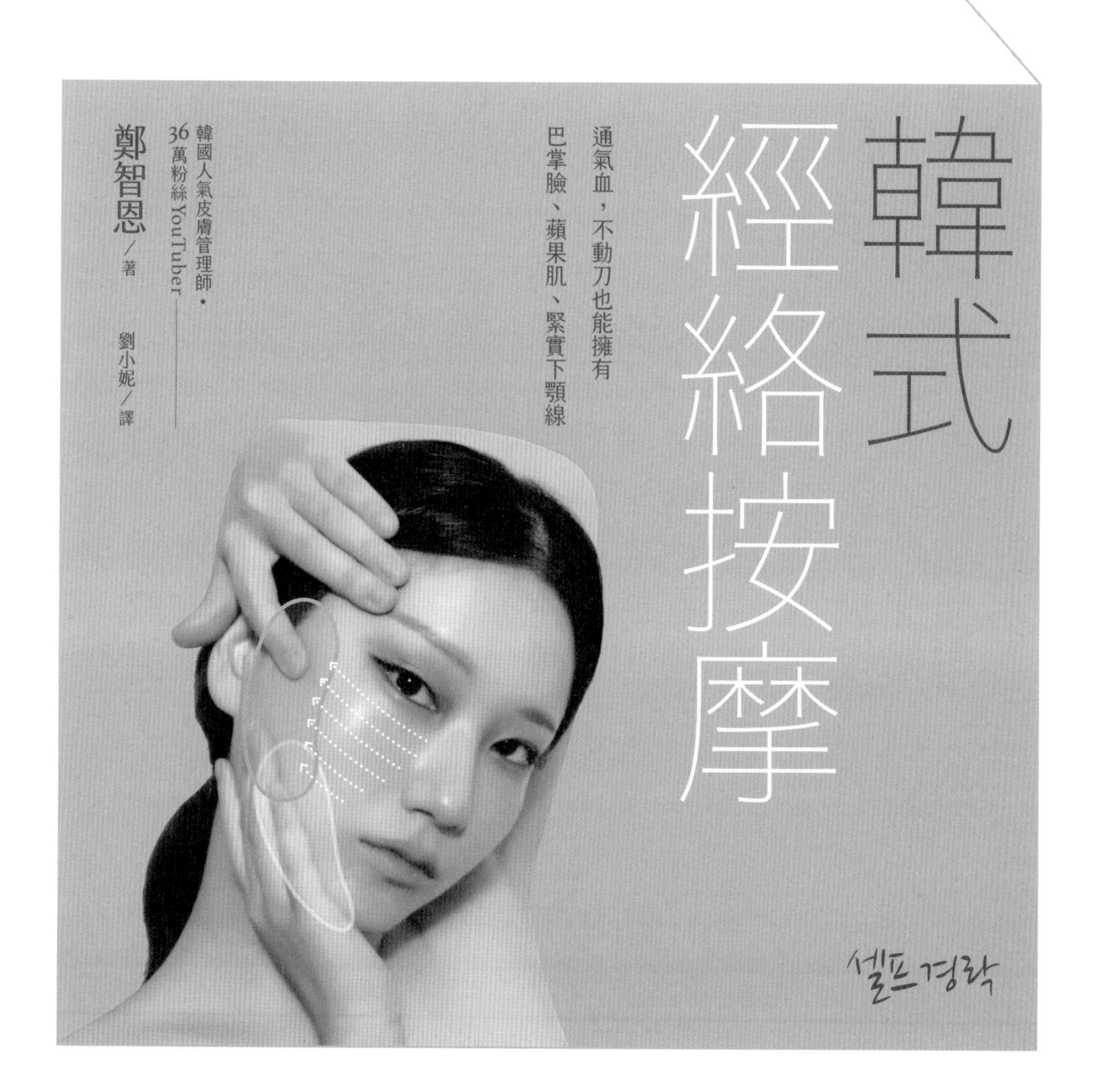
韓式經絡按摩
通氣血，不動刀也能擁有
巴掌臉、蘋果肌、緊實下顎線
韓國人氣皮膚管理師・36萬粉絲YouTuber
鄭智恩／著
劉小妮／譯
셀프경락

作者序

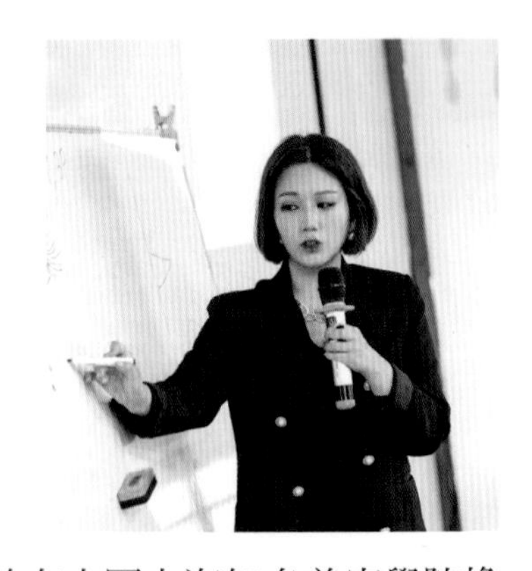

選擇韓式經絡按摩的理由

2019年4月，我開始在中國上海知名美容學院擔任皮膚管理課程的講師。當時為了拍攝學院的宣傳影片，攝影機跟拍了我一整天上課的樣子。也是我有史以來，第一次能夠客觀地觀察自己外貌。我永遠忘不了自己看到影片時的震驚。因為在宣傳影片中的我，不只是表情僵硬或毫無活力，甚至看起來像在生氣。臉和雙眼都十分浮腫，加上眉頭始終緊皺的關係，讓兩邊的眉毛顯得不對稱，臉頰和嘴角也往下垂。頸部粗大、下顎線又不清楚，以至於每次頭部往側邊轉的時候，就會出現雙下巴。認真回想，發現自己的形象會如此糟糕，原來是因為長久以來的生活習慣不佳。

現在雖然有所改善，但是我從二十初頭開始，就一直有熬夜的習慣。當睡眠不足時，白天就會依賴咖啡硬撐著。而且我幾乎沒有運動習慣，加上熱愛美食，從30歲之後體重就年年增加。我喜歡吃宵夜，所以也常常不吃早餐，也特別喜歡油炸食物和喝酒。這樣的生活模式持續了15年以上，如今臉蛋和身材理所當然地如實反應自己的生活狀況。

看完宣傳影片之後，第一次產生了想改變形象的念頭。身為美容學院的講師，如果外在形象不好，又能如何讓學生們產生信賴感呢？我決定不透過整形手術讓臉部看起來對稱、均衡，為了讓人留下美好印象，於是我選擇了經絡按摩。因為過去已經有許多顧客成功的案例，所以我非常有信心可以徹底改變自己。從那時起，我持續地做經絡按摩。兩年之後，感受到自己的臉部自然地變得更好看。雖然運動量依舊不足，某些不好的生活習慣也難以完全戒除，但是做了經絡按摩之後，即便體重增加，我的臉也絕對不會像之前那樣浮腫或下垂。我想這是因為不管生活多忙碌，兩年來堅持每三天就做一次經絡按摩的成果。

一開始做經絡按摩時，當然無法與專家相提並論。但是只要努力持續三個月以上，一定不會輸給專家的手法。只有自己最瞭解自己的臉型和生活習慣。例如，自己的右眼明明看起來比左眼稍微下垂，但在他人眼中卻看不出差異，正是因為只有自己才瞭解自己的臉部細微變化。讓專家按摩是久久才能做一次，而自己按摩的話，兩、三天就能進行一次，還能同時觀察臉部的變化，按摩效果自然更好。就像只有自己最清楚身體哪些地方癢並親自抓癢，臉上的不足之處，也必須依靠自己親手改善，才能真正解決問題。

經絡按摩，從YouTube到出書！

新冠疫情在全球大流行，我們生活在一個無法正常與人面對面的時代。但也因此，在各大媒介上開始廣泛出現各種居家護膚管理、居家健身等，自我保養的影片。經絡按摩屬於自我保養的其中一個領域，內容多到不知道該選擇看哪個影片。因為我本身是皮膚美容講師，所以可以用自己知道的知識進行經絡按摩，但對於第一次接觸按摩的人來說，就不是這麼容易了。於是，為了向社會大眾宣導「按摩一點也不難，不論是誰都可以按摩自己的臉。」2020年1月我開始經營YouTube頻道，因為想把自己持續按摩的真實經驗分享給更多的人。

我在YouTube上主要分享的是多數人苦惱的主題。例如，方型臉、突出的顴骨、頸部皺紋、額頭皺紋、左右臉不對稱、雙下巴等這些許多人或多或少都會有的苦惱。透過介紹按摩的方法來改善，與此同時，我也努力將過去所學的知識，有條理地整理後分享給大家。經營YouTube之後，為了把這些分散的資訊重新整理成一目瞭然的內容，而誕生了這本書。大家可以先掃描書中的QR Code，跟著YouTube上的影片學習按摩方法，之後再看書做一次。這樣的學習方法會比單純只看影片或只看書，來得更加準確並且能夠養成持久的習慣。希望大家把這本書當成日記，每天放在身邊，以便於隨時翻開學習。

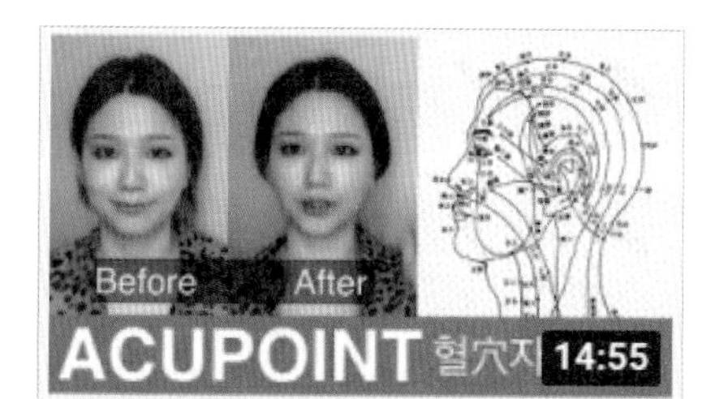

🌎cc) 혈자리 붓기제거,
ACUPRESSURE FOR A...
조회수 20만회 • 10개월 전

穴道按摩消除浮腫

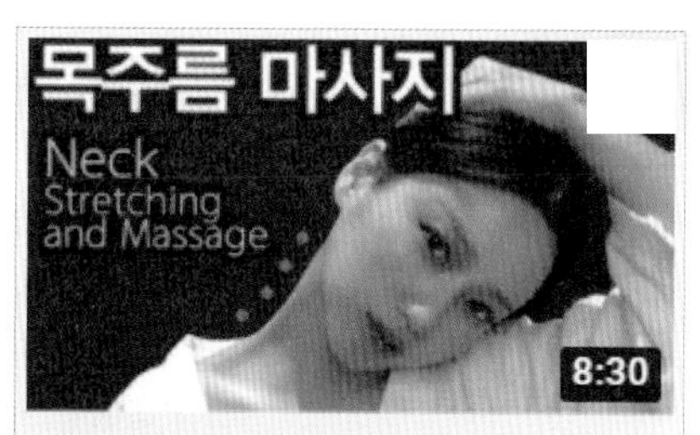

ENG) HOW TO GET RID OF
NECK FAT, WRINKLES 굵은...
조회수 7.2만회 • 1년 전

按摩頸部皺紋

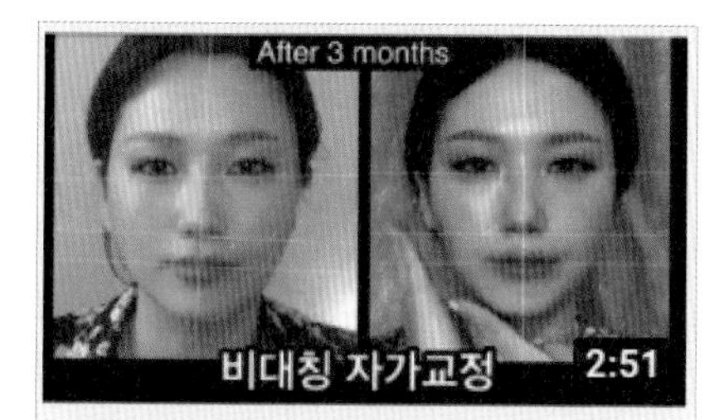

ENG) HOW TO FIX FACIAL
ASYMMETRY 안면 비대칭 ...
조회수 8.5만회 • 1년 전

自我矯正臉部不對稱

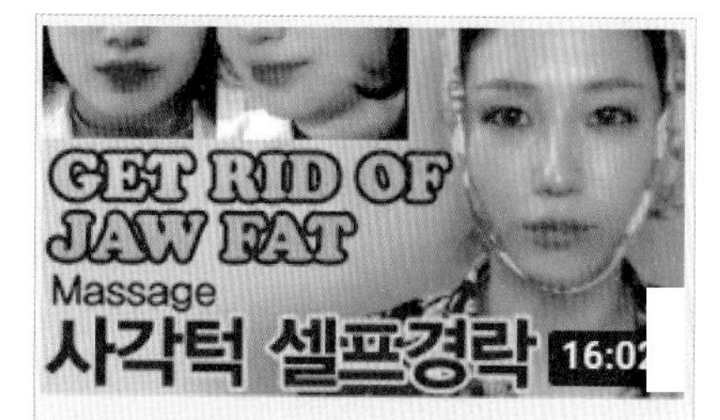

ENG) HOW TO GET RID OF
JAW FAT, 사각턱 셀프경락
조회수 33만회 • 1년 전

雙下巴經絡按摩

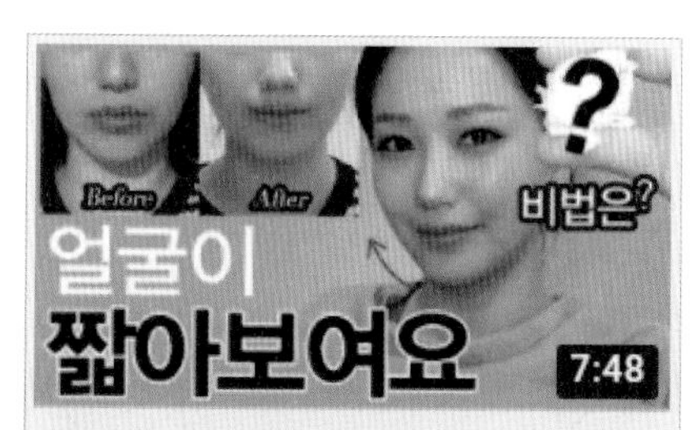

🌎 Sub) 얼굴이 짧아지는 비
결 (개인적인 경험)
조회수 57만회 • 1년 전

臉看起來比較小的祕訣

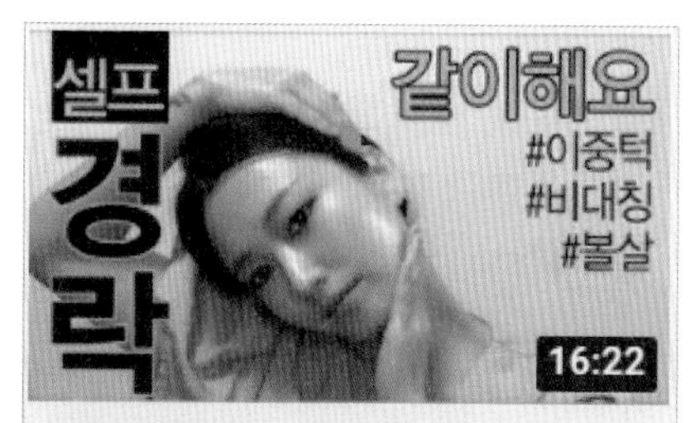

🌎 SELF FULL LIFTING
MASSAGE, 셀프경락, 瘦臉 ...
조회수 145만회 • 1년 전

一起來做經絡按摩

CONTENTS

作者序 002

CHAPTER 1 經絡按摩，瞭解理論之後，效果加倍

01 皮膚、肌肉、脂肪的基礎認識 012

表皮 012／真皮 015／皮下脂肪 018／筋膜 019／肌肉 021／深層脂肪 025

02 瞭解淋巴 027

淋巴系統的運作 027

03 瞭解經絡和穴道 034

臉部 23 個美容穴道 038

CHAPTER 2 一起進行熱身按摩！

01 按摩前的準備事項 062

避開用餐後的一個小時 062／準備舒適的環境 062／放鬆背部肌肉 063／徹底清潔臉頸部和手 063／均勻地塗上乳霜或護膚油 064

02 按摩後的收尾方法 065

第一階段：用濕毛巾擦掉老廢物質 065／第二階段：擦基礎保養品 067

03 第三階段・熱身按摩 068

熟悉手部的按摩動作 068／熱身第一階段：伸展 070／熱身第二階段：按摩鎖骨上方 073／熱身第三階段：按摩頭皮 075

Plus tip 認識刮痧道具 079

1. 扁平型刮痧道具 080 ／ 2. 手握型石器刮痧道具 082 ／ 3. 玉杯刮痧道具 083

Plus tip 過得更加健康美麗的生活習慣 084

1. 用餐時，要用兩邊牙齒垂直咀嚼，養成正確的睡姿 085 ／ 2. 喝咖啡或酒之後，要飲用兩倍以上的水 086 ／ 3. 避開含有鈉的食物 087 ／ 4. 養成嘴巴緊閉，舌頭貼著上顎，用鼻子呼吸的習慣 088 ／ 5. 遠離讓臉部發熱的生活習慣 089 ／ 6. 不要經常使用化妝棉擦拭皮膚 090

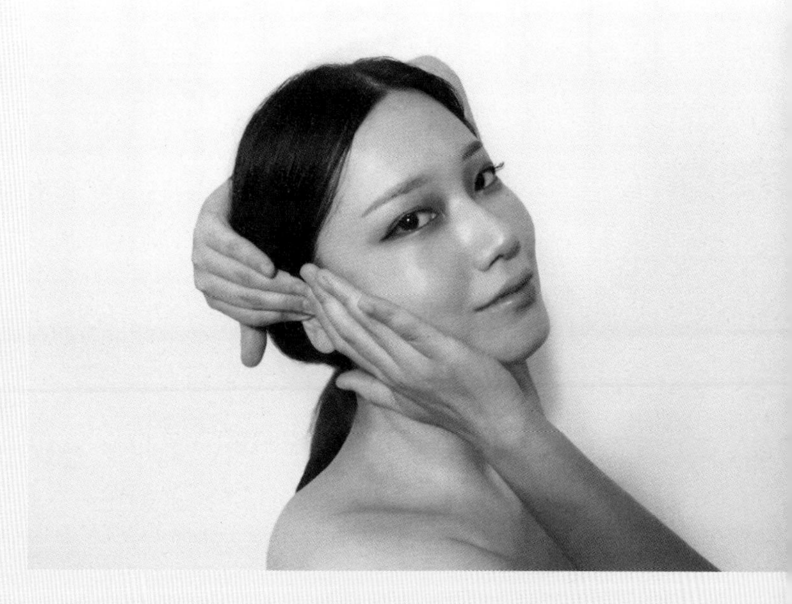

CHAPTER 3

找到屬於自己的經絡按摩模式

固定模式 094 ／努力型模式 096

· 頸部老化：頸部皺紋深，脖子越來越粗 098
· 下巴鬆弛：因爲雙下巴的關係，看起來很遲鈍 102

COLUMN 消除雙下巴的 Mewing 運動 106

· 輪廓線鬆垮：下顎線越來越下垂和鬆弛 108
· 兩頰下垂：嘴角下垂，看起來像在生氣 112
· 兩頰下垂：因爲下垂的嘴邊肉，看起來有點心機 116

COLUMN 運用保鮮膜筒，
將脂肪重新配置按摩法 120

· 臉部老化：法令紋變深的話，看起來特別顯老 122
· 臉部老化：顴骨寬且下垂，看起來就會像大餅臉 126

COLUMN 養成放鬆顳肌的習慣 130
／ 3 天消除臉頰多餘肉肉 131

· 臉部老化：鼻尖下垂，鼻梁長出細紋 132
· 臉部老化：黑眼圈和眼下皺紋，看起來總是沒睡飽 136

COLUMN 溫熱的石器刮痧道具按摩 140

· 調整臉部線條：兩邊眉毛高低不同 144
· 調整臉部線條：皺眉頭的關係，看起來很固執己見 150
· 調整臉部線條：因爲抬頭紋，臉部看起來不夠飽滿 154

Plus tip 每日 8 分鐘全臉經絡按摩 158
Plus tip 拯救下垂肌膚的緊急筋膜按摩 166
Plus tip 改善潮紅的排膿按摩法 169
Plus tip 改善浮腫的下半身淋巴循環按摩 174
Plus tip 圓滿地完成體液循環的最後步驟！腳底按摩 178
Plus tip 兩款保養皮膚健康的天然面膜 181
Plus tip 關於經絡按摩的Q & A 183

結語 190

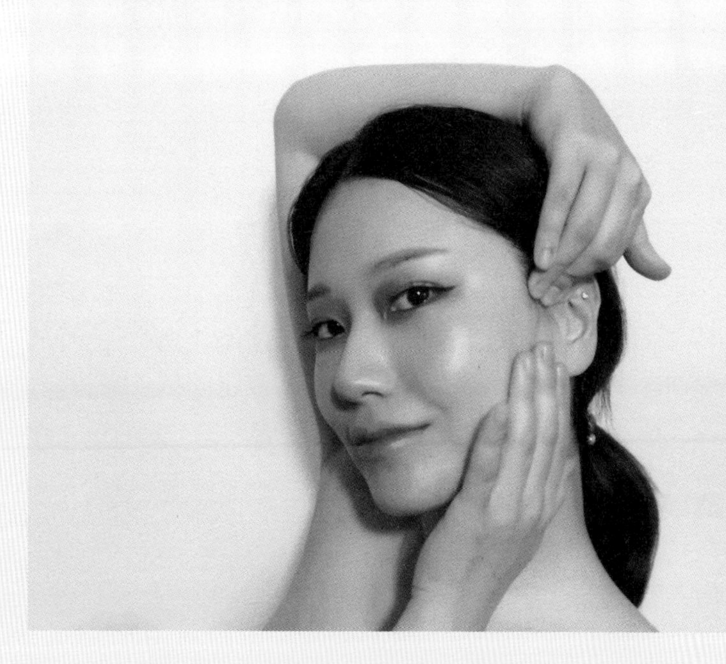

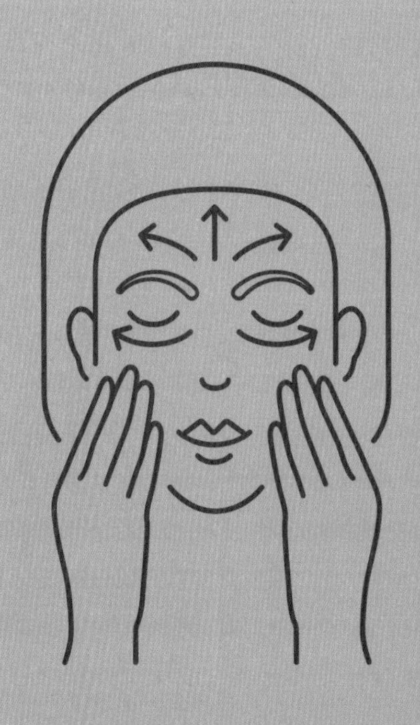

CHAPTER 1

經絡按摩，瞭解理論之後，效果加倍

按摩必須同時刺激到皮膚、肌肉、脂肪才能夠達到效果。在這個章節，會向大家說明三個理論。請一步步地學習，領悟按摩的必要性和掌握達到最大效果的方法。或許有人會對按摩為何還要知道理論這點提出質疑，如果我們對每天碰觸和保養的皮膚有更進一步瞭解的話，一定會有所幫助。

01 皮膚、肌肉、脂肪的基礎認識

① 表皮

皮膚的構造和表皮扮演的角色

皮膚由上而下，分成表皮、真皮、皮下組織這三層。首先，我們來瞭解一下表皮。臉的表皮不到0.2mm，相當微薄，卻足足有四層。表皮由下往上分成基底層、棘壯層、顆粒層、透明層、角質層，其中透明層只存在於手掌和腳掌，因此臉部皮膚沒有透明層，只有其他四層。表皮可以阻擋細菌或紫外線，扮演我們身體第一關防禦的重要角色。如果沒有表皮，真皮就會暴露在外面，直接遭受細菌的攻擊。這樣一來，身體內臟也會連帶遭到攻擊。因此，表皮為了打造牢固的防護屏障努力地工作著。我們將在下一頁介紹這個過程。

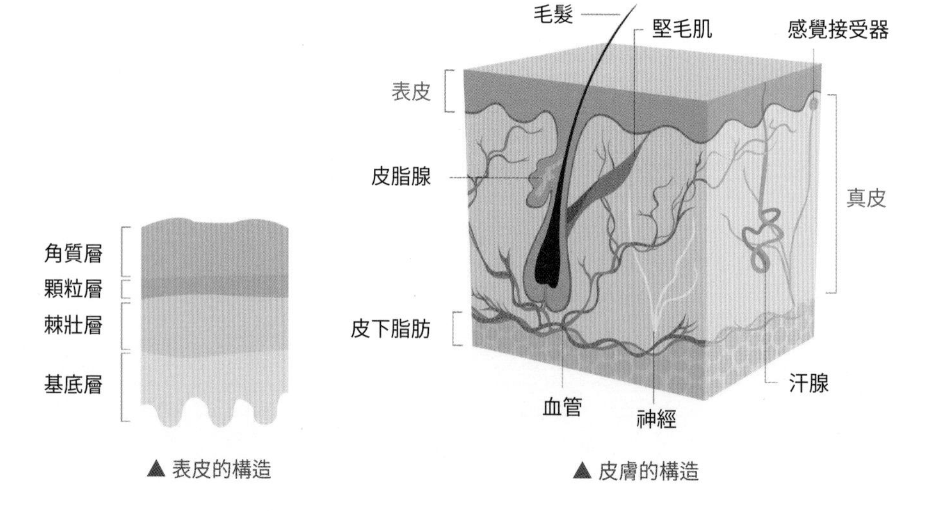

▲ 表皮的構造　▲ 皮膚的構造

皮膚的再生週期

皮膚最下層的基底層，透過細胞分裂持續地產生新細胞。就像新芽會往上長高一般，剛產生的新細胞在往上移動的過程中，會形成一種名為角蛋白的皮膚蛋白質。角蛋白越來越成熟之後，就會堆積在角質層。層層堆積的角蛋白之間，由脂質填補之後會更加堅固。角蛋白扮演類似磚頭的角色，脂質則扮演水泥的角色，所以可以打造出牢固的屏障。健康的角質約有15～20層，如果屏障太過單薄，細菌就會容易入侵，肌膚變得敏感或容易發炎；但太厚的話，皮膚會顯得有點浮腫和暗沉。角質扮演屏障一段時間之後，就會自然地脫落。表皮就是這樣以固定週期反覆生成新細胞來堆積角質，為了預防屏障越來越薄，表皮會事先向上堆積角蛋白來保護我們的身體。

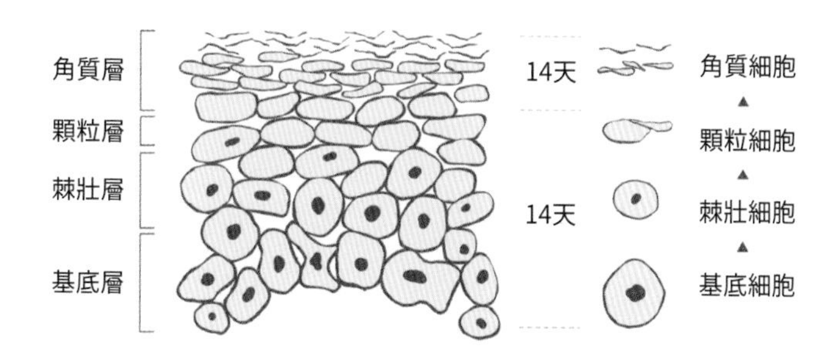

▲ 表皮的角質生成過程

從基底層到達棘狀層的細胞形成角蛋白後，到達顆粒層需要的時間是14天。成熟的角質，在顆粒層停留14天會脫落。因此，加起來總共是28天，我們把這個週期稱為「角化現象」、「更新週期」或「皮膚再生週期」。表皮在28天內努力打造而成的皮膚防護屏障角質層，其厚度不到表皮的1/10。如此微薄的角質層居然具備身體的第一防禦功能，真的非常了不起。

時光流逝，皮膚開始老化之後，更新週期也會隨之變長。如果皮膚養分不足，肌膚代謝的週期將會拉得更長。當細胞再生與死亡的週期越來越長之後，表皮的新舊交替就無法完成，皮膚自然會變得暗沉與粗糙。定期進行去角質或去死皮，可以促進表皮更新週期，再次恢復成20歲時的28天。基本原理是死去的角質在一定週期之後輕輕脫落，基底層就會意識到皮膚的保護層正在變薄，於是開始分裂新的細胞往上層送。不過並非角質脫落後，基底層的細胞就會像機器那樣自動分工。如果細胞老化又缺乏營養，角質層就只會越來越薄。換言之，只要表皮下面的真皮健康，表皮才能發揮出該有的功能。這跟牙齦健康了，牙齒才能維持健康是相同的道理。表皮的基底層下就是真皮的乳頭層（Papillary layer）。由於表皮沒有血管，代謝所需的氧氣和營養素都要透過乳頭層的毛細血管來供應。當營養充足時，基底層就會分裂出健康的新細胞往上送，持續堆積角質。因此，若說表皮的健康與否關鍵在於真皮層也不為過。

② 真皮

真皮的構造和組成物質

表皮下面的真皮就是所謂的真正皮膚。真皮的厚度約是表皮的10倍以上。真皮的最上層是連接表皮乳頭層，下面則是由縝密的結締組織組成的網織層(Reticular layer)。真皮中富含維持皮膚韌性的膠原纖維（膠原蛋白 Collagen）和維持皮膚彈性的彈力纖維（彈性蛋白 Elastin），同時還跟血管系統、神經系統、淋巴系統、皮脂腺、汗腺、感覺系統、立毛肌（Arrector pili muscle，受交感神經支配，會讓皮膚起雞皮疙瘩的肌肉）等密密麻麻地交織在一起。乳頭層中主要是由毛細血管網組成，由小小的膠原蛋白纏繞在一起，其下面的網織層中，膠原蛋白和彈性蛋白緊密結合在一起支撐著真皮。在真皮組成物質中大部分是「纖維母細胞」。除了膠原蛋白和彈性蛋白這些蛋白質纖維質，還由玻尿酸、醣胺聚糖（Glycosaminoglycan）以及各種酵素依靠纖維母細胞形成。除此之外，真皮中還存在負責免疫的肥大細胞（Mast cell）、白血球、淋巴細胞、巨噬細胞（Macrophage）等。大家只要知道「真皮中有這些多樣物質存在，以及扮演著各種角色」就可以了。

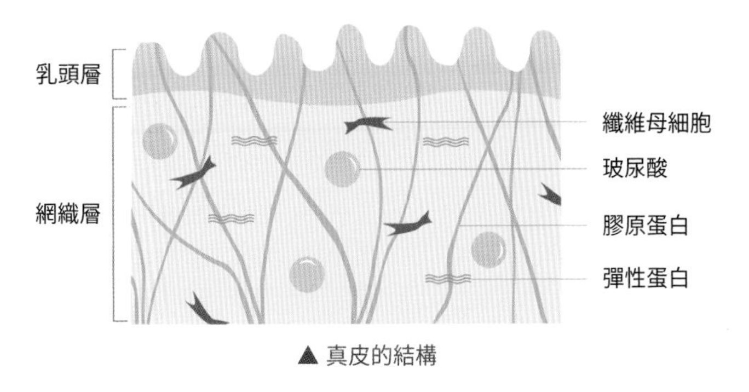

▲ 真皮的結構

影響真皮健康的原因

真皮上層的乳頭層跟母親乳頭是相同的單詞。母親透過餵母乳給孩子成長所需的營養，乳頭層則是透過毛細血管，給予真皮細胞及表皮的基底層各種形成角質的細胞提供養分。分布在乳頭層的毛細血管跟皮膚健康有著緊密的關係。血管壁上有許多微小的細孔，透過這些細孔可以把血液內的養分和氧轉移到血管外。真皮扮演提供養分給細胞的角色。當越來越多細胞持續吸收到養分之後，皮膚就會變得明亮具有光澤且緊緻飽滿。因此，如果想要擁有健康營養的血液，就必須遠離引發各種血管疾病的菸和酒，並充分地攝取抗氧化蔬果，以及補充大量的水。真皮中不只有毛細血管，還有淋巴管。皮膚各組織排出的老廢物質就是流入淋巴管，再由淋巴液搬運至淋巴結。為了讓淋巴結可以好好地處理掉老廢物質，必須促進淋巴循環，這樣真皮才能維持真正的健康。

生命體生存的必要條件是氧氣和水分，皮膚細胞也是必須吸收大量水分才能維持健康。當水分不足時，細胞就會乾枯，失去原本的功能，最後讓皮膚變得又薄又粗糙。也就是說，讓真皮擁有足夠的水分（體液、淋巴液、組織液、玻尿酸等）對於皮膚的健康至關重要。

透過按摩刺激皮膚的理由

若想維持表皮健康，就必須先從真皮健康做起。有兩個方法不用花大錢就能維持真皮健康。第一是喝很多水，第二就是按摩。大量喝水可以提供真皮足夠的水分，已是眾所皆知的事。因此，在這裡就重點分享一下按摩。

皮膚美容可以分成三個階段，第一個階段是清潔，第二個階段是刺激，第三個階段是保護。按摩屬於第二個階段。真皮是由許多結締組織所構成，如果長時間放任不管，不做些什麼來刺激皮膚的話，真皮中的組織就會彼此纏繞在一起，讓皮膚變得又薄又粗糙，最後失去彈性。透過按摩適度刺激皮膚的話，可以晃動含有許多血管、淋巴管和組織液的真皮。體液被刺激之後，真皮的細胞們就會開始吸收水分、氧和營養成分，而老廢物質會隨著淋巴管排出體外。最後肌膚就會變得明亮又有彈性。透過按摩不只是改變了臉型和外在形象，還可以確確實實地讓深層皮膚也變得更加健康。

③ 皮下脂肪

皮下脂肪的角色

臉部肌膚上沒有色素沉澱的痕跡或皺紋時，膚質就會感覺不錯，再加上皮膚飽滿、水嫩，看起來就會更年輕。臉部肌膚是否飽滿的決定性要素，就是皮下脂肪。不同性別、不同年齡層以及身體不同部位的皮下脂肪厚度都不相同。皮下脂肪層是連接真皮和筋膜的組織，大部分由脂肪細胞組成。脂肪除了有臉部美觀的功能之外，還具備維持體溫、緩解外部衝擊等保護身體的功能，當然還扮演儲存養分的角色。女性的臀部和大腿內側有許多脂肪的原因之一，就是為了在懷孕時為胎兒提供養分。因此，可以說皮下脂肪是養分的儲藏庫。

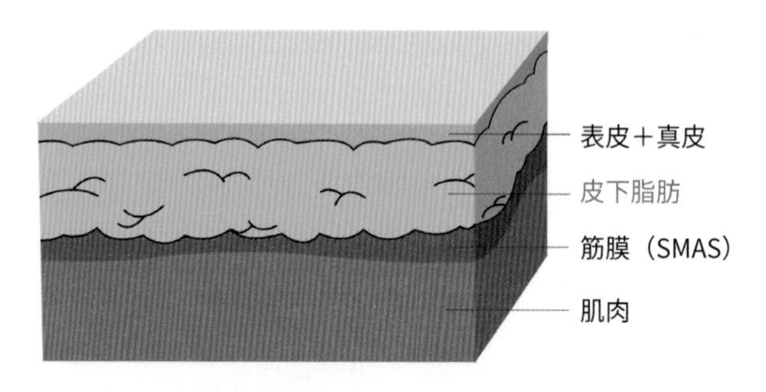

▲ 皮下脂肪的位置

④ 筋膜

筋膜的角色

前面我們學習了組成皮膚的三層構造。按摩時，一般都可同時刺激到表皮、真皮和皮下脂肪。如果還能刺激到皮下脂肪下的筋膜和肌肉，效果會更好。筋膜的角色，是保護皮膚下面的厚肌肉。筋膜也被稱為SMAS（Superficial Musculo-Aponeurotic System；皮下肌肉與筋膜層系統）。皮膚拉提最具代表的設備音波拉提（Ultherapy）的目標層就是筋膜層。Ultherapy改善肌膚的原理，是透過超音波在筋膜層製造出熱的凝固點，然後把熱傳遞到筋膜上的皮下脂肪和真皮，刺激膠原蛋白增生。膠原蛋白增生之後，就會產生支撐皮膚的力量，自然會讓皮膚看起來更有彈性。

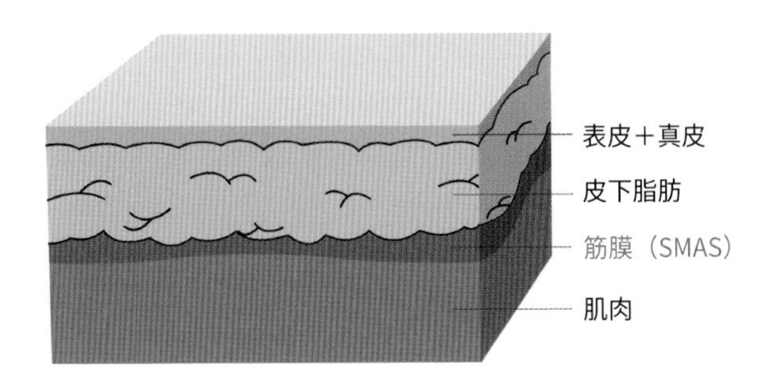

▲ 筋膜層的位置

皮膚美容時，人們經常會把「拉提按摩」說成「筋膜（強化）按摩」。其實就是透過手或道具按摩皮膚後，刺激了筋膜層，幫助皮下脂肪和真皮層抵抗地心引力，進而達到皮膚拉提效果。也許有人會問，按摩如何與以先進設備進行一次性手術，就讓皮膚維持半年或一年左右的拉提效果相提並論？其實，若能持續維持一兩天就做一次按摩，更能有效維持臉部肌膚的彈性。

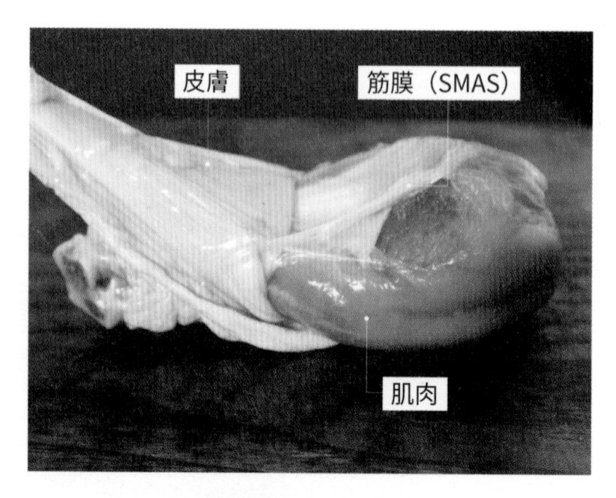

▲ 筋膜層的舉例（雞腿）

⑤ 肌肉

肌肉扮演的角色

肌肉中含有蛋白質、脂肪、碳水化合物和無機鹽，但其中有70%是水。肌肉中的水分占了一半以上，所以臉部肌肉比想像中還要更加柔嫩。換言之，不太需要出太大力氣就能舒緩肌肉。不過基於相同道理，當我們在做表情時，一不小心就有可能讓臉部肌膚長出皺紋。皺一下眉頭，就會讓眉間長出縱向紋路，也會讓兩邊眉毛變得不對稱。這是因為在皺眉頭時，兩側的眼輪匝肌（Orbicularis oculi muscle，將眼睛包圍起來的肌肉）不可能以相同力道產生表情，所以當某一邊的眉毛更用力時，就會讓那一邊的眉毛位置看起來不一樣。如果會習慣性抬高額頭、張大雙眼，容易長出抬頭紋。眼瞼下垂（雙眼皮下垂）時，由於雙眼皮力量不夠，就會常常用到額頭的肌肉，額頭自然容易產生皺紋。因此，能立即明顯改善的就是提眼肌手術了。大笑時可以預防顴骨肌肉下垂，但同時也會讓嘴角或法令紋變得更深，因此保持微笑最剛好。如果24小時都擺著一張撲克臉，當然可以預防皺紋和臉型不對稱，但是人本來就有喜怒哀樂等情緒，絕對不可能毫無表情。

如果感覺某一天壓力過大，頻繁做出抬頭表情時，就要多按摩眉間和眼間的部位；如果帽子戴得太緊時，感覺有點壓迫到額頭，就要多按摩額頭；如果當天吃了較多口感較硬的食物，最好多按摩下巴。最常被使用到的肌肉，如果馬上放鬆的話，就可以預防臉部肌肉一直停留在僵硬的狀態。在按摩肌肉時，包裹在肌肉筋膜上的皮膚層也變得柔軟，並獲得活力。此時，再搭配拉提皮膚和撫平皺紋的按摩動作，效果更佳。雖然經由手術可以拉提皮膚和筋膜，但按摩能同時放鬆肌肉，並塑造天然美的形象。

臉部肌肉和頸部肌肉分布

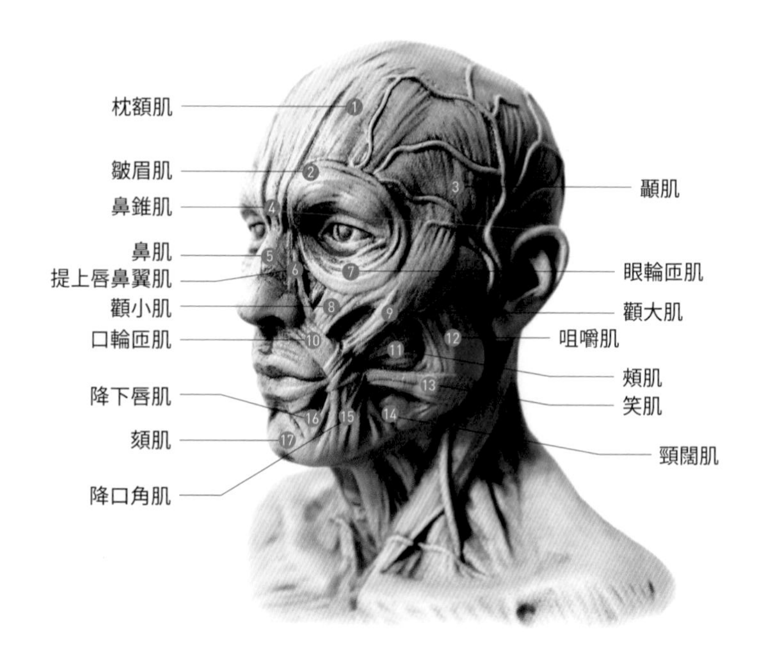

▲ 臉部肌肉

上半臉部肌肉

❶ 枕額肌
❷ 皺眉肌
❸ 顳肌
❹ 鼻錐肌

眼角肌肉支撐脂肪，扮演著不讓肌膚下垂的角色。當肌膚老化後、肌肉下垂，其周圍的薄嫩肌膚也會跟著下垂，以至於眼睛下方的脂肪顯得相當明顯。東方人的上眼皮和眼睛下方的脂肪比西方人多更多，因此為了盡可能地預防老化，一定要充分按摩眼角周圍的肌肉。

中間臉部肌肉

❺ 鼻肌
❻ 提上唇鼻翼肌
❼ 眼輪匝肌
❽ 顴小肌
❾ 顴大肌

人在笑或皺眉頭時，會大量使用到鼻梁肌肉，自然就會讓鼻子產生皺紋。如果鼻子中間的肌肉僵硬，會讓鼻尖的纖維組織下垂。這也是為什麼年齡增長後，就會自然地發現鼻尖下垂的問題。透過按摩當然無法讓鼻骨變高或變低，但卻可預防鼻尖下垂。按摩鼻子周圍的肌肉時，也可以同時刺激到這些部位上的穴道，進而促進體液循環和改善鼻塞的問題。

下半臉部肌肉

❿ 口輪匝肌
⓫ 頰肌
⓬ 咀嚼肌
⓭ 笑肌
⓮ 頸闊肌
⓯ 降口角肌
⓰ 降下唇肌
⓱ 頦肌

吃東西或微笑的時候，會使用到臉部下方的嘴巴和下巴周圍的肌肉。微笑時顴骨下面連接嘴唇的肌肉就會開始運作，進而讓嘴角上揚。撇嘴等習慣會讓嘴唇下方的肌肉過度緊繃，進而導致嘴角下垂或出現鵝卵石狀下巴。經常吃過硬的食物或睡覺時有磨牙習慣，會讓臉頰兩側的肌肉變得肥大。多按摩嘴巴周圍的肌肉，當這些肌肉放鬆之後，就可以預防皺紋加深和肌肉過於發達。在放鬆臉部肌肉之前，先放鬆頸部、前胸和頭皮肌肉，效果會更佳。因此，要常常按摩連接頸部和前胸的「⓮ 頸闊肌」。如果本身有烏龜頸或肩膀萎縮的狀況，就一定要特別伸展頸闊肌。當頸闊肌太過僵硬時，會讓頸部變粗，頸部和下巴之間開始囤積老廢物質，讓雙下巴變得越來越壯。

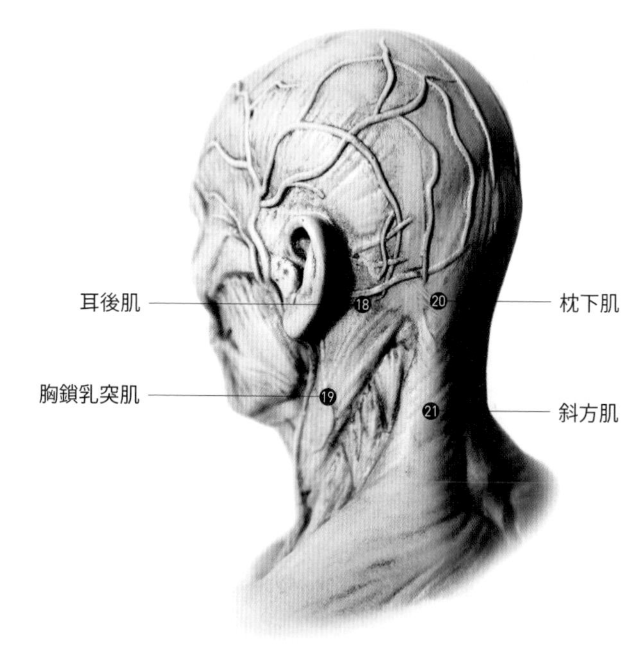

▲ 頸部肌肉

頸部後方肌肉

⑱ 耳後肌

⑲ 胸鎖乳突肌

⑳ 枕下肌

㉑ 斜方肌

如果說連結前頸的肌肉是「⑭ 頸闊肌 」，那麼連接後頸部的肌肉就是「⑲ 胸鎖乳突肌」。胸鎖乳突肌從耳朵後面、頸部側面往斜下方延伸到鎖骨為止。胸鎖乳突肌是伸展或按摩時常會被刺激到的肌肉，其皮膚上布滿了淋巴結。用雙手把胸鎖乳突肌往兩側推出去，或是做一些能夠刺激這塊肌肉的伸展，有助於緩解雙下巴和頸部的緊繃。經常放鬆「⑳ 枕下肌」和「㉑ 斜方肌」的話，下顎線和頸部就不會太過僵硬，加上促進淋巴循環之後，臉就不會浮腫了。

⑥ 深層脂肪

深層脂肪的角色

我們很常聽到「皮下脂肪」，但對於「深層脂肪」比較陌生。嚴格來說，皮下脂肪是皮膚的一部分，存在於皮膚層的最下面。而深層脂肪，位於皮下脂肪下的肌肉層下面。深層脂肪主要扮演支撐皮下脂肪和肌肉的角色。

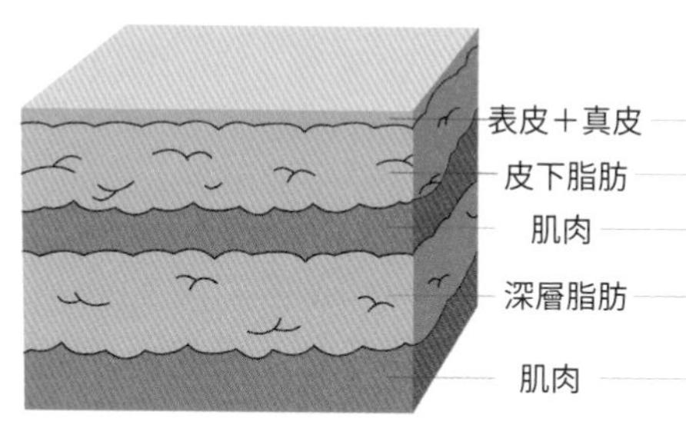

▲ 深層脂肪的位置

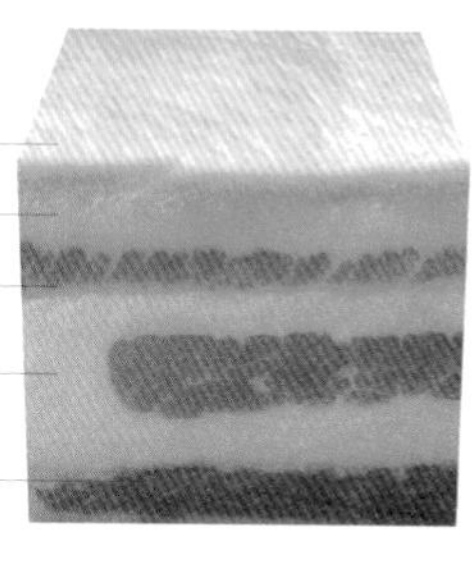

▲ 跟五花肉比較

可以把深層脂肪想像成口袋，它們位於全身各處。臉部有深層脂肪口袋的位置如下圖。

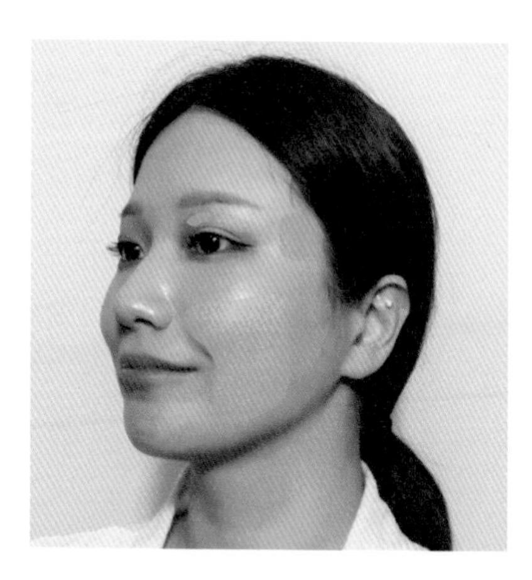

▲ 深層脂肪在臉部的分布位置

用手捏一下臉頰肉，就會感覺到這個部位的肉比其他部位要厚得多。臉頰肉上由於有深層脂肪口袋，能讓臉顯得立體有型，在這裡深層脂肪確確實實地扮演了美學角色。就像小孩子們的臉蛋圓滾滾又富有彈性，深層脂肪是年輕的象徵，一旦老化之後就會很快流失。為了避免遭受衝擊時，眼球可以受到保護，眼睛周圍也有深層脂肪。特別是眼睛下面的部位，當這個部位的肌肉無法撐起深層脂肪時，就會讓整塊深層脂肪下垂和向外凸出，此時看起來就會相當顯老。深層脂肪必須豐滿且具有彈性，才有力量好好支撐著皮下脂肪以及減緩皮膚因地心引力往下垂的現象。

不論深層脂肪多有彈性，當它下面的筋膜變得鬆弛時，也會出現無法支撐起深層脂肪，導致皮膚下垂的現象。因此，透過按摩幫助筋膜恢復彈性才能夠對抗地心引力。但也不應期待透過按摩來讓臉頰肉、額頭、太陽穴等部位重新變得飽滿。在體重沒有增加的前提下，即使做再多按摩也無法讓脂肪變多。按摩的功能，是讓下垂的脂肪和皮膚重新往上拉提以及幫助臉型變得更好看。如果覺得臉頰肉太少，就不是單純做按摩可以解決的，而是得進行脂肪移植手術或填充術了。

02 瞭解淋巴

淋巴系統的運作

組成身體體液中最具代表的是血液、淋巴液、細胞間液（組織液）。其中淋巴液順著淋巴管流動，在淋巴管各處會有橢圓形的淋巴結。淋巴結中有巨噬細胞，這種細胞會把流入的老廢物質吞噬掉。淋巴結是扮演讓我們體內變得乾淨、產生淨化作用的體內清道夫角色。處理流程是如果淋巴管周圍，囤積了過多老廢物質時，淋巴管受到壓迫後，淋巴管的肌肉就會打開把老廢物質吸收到管內，這樣巨噬細胞就可以處理這些老廢物質。用肉眼可以看到最具代表性的淋巴結，就是扁桃腺。扁桃腺或下巴下面的淋巴結變得腫大和感到疼痛時，就表示這些淋巴結受到細菌感染。如果免疫力較差，巨噬細胞就無法吞噬掉外來細菌，當細菌在戰鬥後獲得勝利，就會讓淋巴結發炎。總結來說，淋巴系統在我們體內扮演著排出老廢物質和提升免疫力的重要角色。

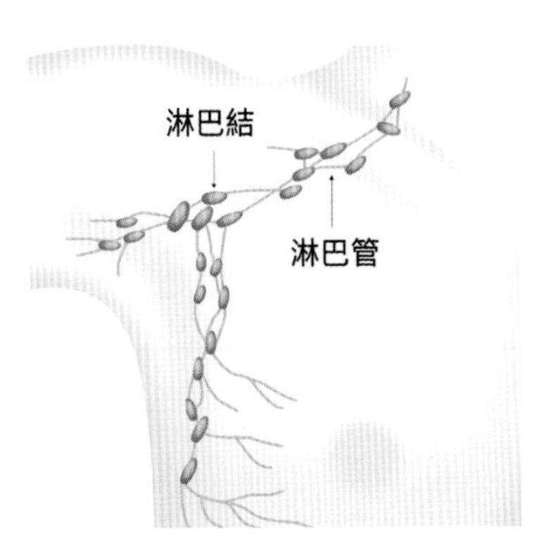

▲ 淋巴管和淋巴結的模樣

淋巴管和主要淋巴結的位置

我們通常可以看到在皮膚表面透著青色的血管，但是淋巴管是透明的，所以無法用眼睛觀察到。不過，血管和淋巴管兩者的位置相當接近。血管和淋巴管都有不同的分支和網狀結構，兩者一般不是在旁邊就是重疊在一起。因此，按摩用肉眼看得到的血管，就可以同時刺激到淋巴管，淋巴結也通常出現在身體的關節部位。接著，介紹五個具代表性的淋巴結。

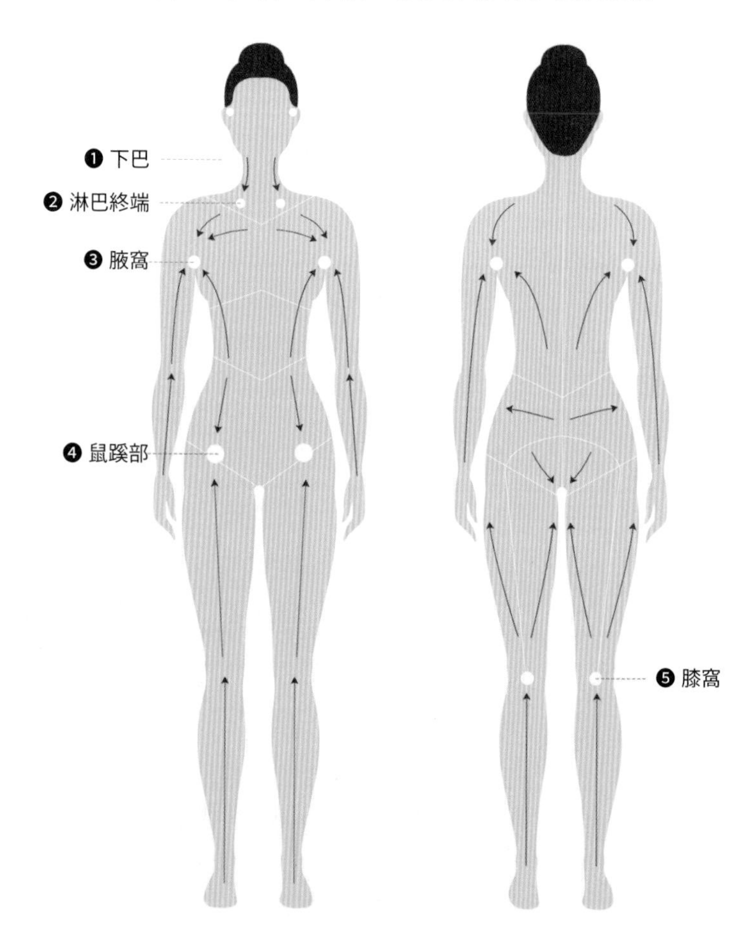

▲ 淋巴結常出現的位置

❶ 連接頭和頸部的下巴
❷ 連接頸部和身體的鎖骨（淋巴終端）
❸ 連接手和身體的腋窩
❹ 連接大腿和身體的鼠蹊部（胯下，Y部位）
❺ 連接小腿和大腿的膝窩（膝蓋後面）

將身體分成上半身和下半身來看，淋巴結分布較多在上半身。除了因為上半身有更多連接身體器官的部位之外，還有一個更重要的原因——就是臉部和呼吸器官。病毒或細菌透過鼻子和嘴巴入侵體內後，大部分都會被臉部（主要是下巴周圍）上的淋巴結過濾掉。鎖骨和腋窩等部位之所以會分布許多淋巴結，在於淋巴液在淨化之後要流入心臟，因此必須在這個地方確實地被淨化乾淨。

為了塑造完美臉型，只針對臉部或頸部周圍等上半身淋巴結進行按摩並非是最佳方法。因為淋巴管就像網子般分散在全身各處，從中產生連接作用的就是淋巴結。因此，最好的方法就是按摩全身上下的淋巴結。下半身主要是鼠蹊部（胯下，Y字部位）和膝窩（膝蓋後面）有密集的淋巴結。每天都認真地按摩所有淋巴結是最好的狀態，如果實在沒有時間，至少要按摩鎖骨上方（淋巴終端）、腋窩以及下半身的鼠蹊部，等三個部位。

按摩鼠蹊部時，因為這個地方非常敏感，所以要像按摩臉部肌膚般輕輕揉捏，不要太用力按壓。按摩鼠蹊部時，可以穿著薄衣服，手上像是拿著雞蛋似地握起，然後像拍打嬰兒屁股般在鼠蹊部輕輕按壓。接下來，用按摩眼角的力道，盡可能壓著鼠蹊部由上往下推。按摩腋窩的方法也是如此，只要輕輕捏揉或用手掌輕拍。這兩個人體最大的淋巴結就像體內垃圾桶，如果可以隨時把垃圾清空，身體其他部位的老廢物質就會被集中運送到這裡。

淨化完成的淋巴液終點站——淋巴終端

淋巴液在人體各處流動，會經過許多淋巴結，所以當老廢物質被清除得差不多時，都會匯集到鎖骨上方的淋巴終端（Terminus，也是終點站的意思）。淋巴液在淋巴終端會最後再次被淨化，等更多老廢物質被處理掉之後，經過脾臟下靜脈（連接心臟的靜脈，也稱為鎖骨下靜脈）流入心臟。因此，在按摩中經常會需要輕輕按壓淋巴終端，這個動作可以溫和地刺激淋巴結，進而促進淋巴液淨化。流入心臟的淋巴液再次流進血管後，會成為血液的成分之一。

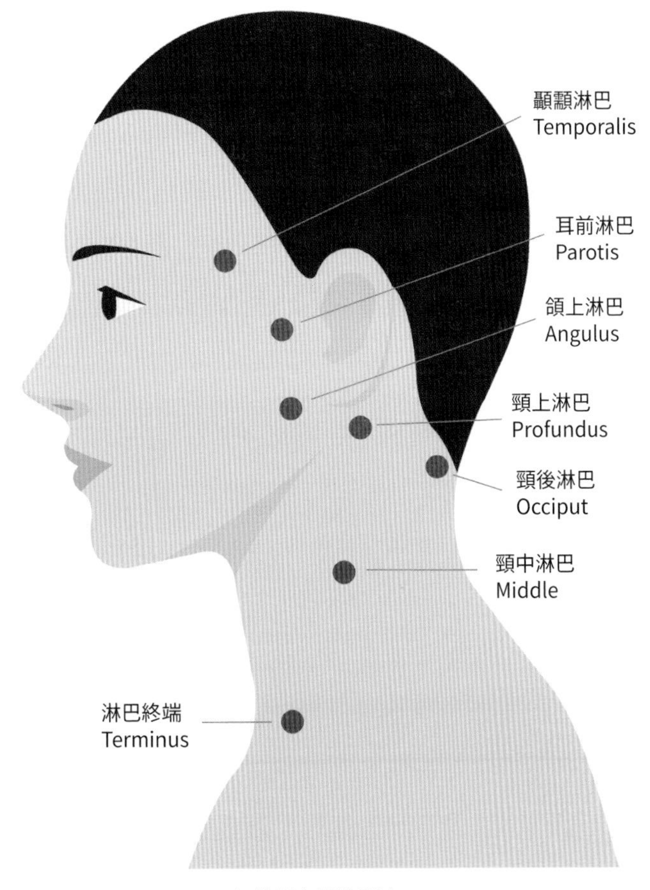
顳顬淋巴
Temporalis
耳前淋巴
Parotis
頜上淋巴
Angulus
頸上淋巴
Profundus
頸後淋巴
Occiput
頸中淋巴
Middle
淋巴終端
Terminus

▲ 臉部主要淋巴結

血管和淋巴管的差異

運動時呼吸會變得急促，同時也會心跳加快，此時血流量會增加，促進血液循環。因為淋巴管和血管幾乎位於同一個位置，所以當血管震動時，淋巴管也會隨之晃動。此時，就能看出血管和淋巴管最大的差異點。就是血管連接著一個名為「心臟」的抽吸器官，但淋巴管並沒有。

換言之，淋巴管是無法靠自己晃動，必須藉由運動時血管產生的震動，才有機會跟著晃動並促進循環。另一個方法，則是透過按摩等外部刺激促進淋巴循環。內臟附近的深層淋巴，透過腹部肌肉運動、腹式呼吸可以促進循環。如果能夠養成運動並同時按摩的習慣就再好不過了，但如果運動量不足，建議一定要透過按摩促進血管和淋巴管的循環。還有一點很重要，為了不讓血液、淋巴液、組織液的總量不夠，平時一定要攝取足夠的水分。淋巴液的循環原本就比較緩慢，若連水分都不夠，就更加難以進行淨化作用。

如果真的忙或累到完全沒有時間做肌肉運動或按摩時，建議至少做一些簡單的外部按壓來促進淋巴循環。在學校或辦公室，可以每隔一小時站起來做些伸展，或是指壓主要的淋巴結。這些動作也能幫助促進淋巴循環。在做伸展的同時，盡可能舒展肌肉或扭轉身體後，一定要回到原本姿勢。就像往後拉住彈弓的橡皮筋，這樣才能讓小石頭快速向前飛出去，肌肉必須透過放鬆和收縮產生的彈性晃動淋巴管。也就是說，我們要讓淋巴管內緩慢流動的淋巴液，快速地往前流動。

03 瞭解經絡和穴道

經絡和穴道的定義

西方醫學主張在肌膚中存在血管與淋巴管，東方醫學認為除此之外，肌膚中還存在經絡。所謂的經絡，是指「氣血流動的通道」，也就是無形的「氣（能量）」和有形的「血（血液）」合併起來的意思。可以理解為順著貫通全身的血管，以主支和分支的型態形成了經絡流動。經絡分成經脈和絡脈，經脈是大條的分支，而絡脈是由經脈分散出去的小分支。如果說經絡是氣血的通道，那麼穴道就是連接各通道的小車站了。

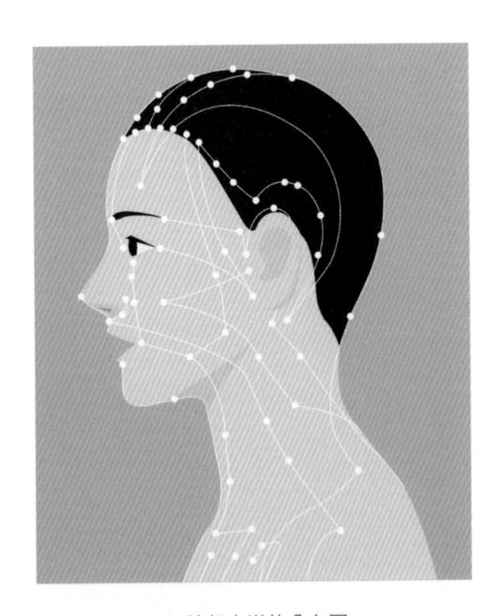

▲ 臉部穴道的分布圖

經絡按摩的原理

韓醫認為因經絡流動不通引發疾病時，只要指壓穴道或針灸就可以治療疾病。只不過「經絡學說」目前屬於韓醫的治療理論，在解剖組織學中尚未被證實。血液確實在血管內流動，但是氣與能量這些肉眼看不到的東西，當然難以在解剖學被證明。被稱為「韓式經絡按摩」的美容按摩，以指壓經絡穴道為主。使用手指或道具在對應的穴道上輕輕按壓或搓揉（指壓療法），或是反覆做某個按摩動作都能自然地產生效果。前面提過血管和淋巴管是彼此靠在一起的，經絡氣血又是順著血管流動，因此可以認為血管、淋巴管、經絡的位置一致。所以在按摩時，可以同時刺激到血管、淋巴管和經絡（穴道），當然下面的筋膜和肌肉也會受到刺激。按摩力道不足的話，只能刺激到皮膚表面，用力按壓才會刺激到深層肌肉。

指壓穴道的方法

穴道是血管中間具有連接功能的小車站，而淋巴結又主要匯集在大血管附近，因此，臉部周圍的穴道和淋巴結常常會重疊。特別是臉部、鎖骨、頸部，都有大動脈和大靜脈在流動，自然會有更多穴道和淋巴結。刺激穴道時，最好從鎖骨往額頭，也就是由下往上指壓。淋巴循環必須從鎖骨開始，才能夠確保臉部的老廢物質有往下排出的空間。指壓穴道3秒，休息2秒的動作重複3次算一組。一般來說，同一個部位只要做1～2組就會感覺到血液循環加快，所以一有空檔就可以進行。不需要太用力，只要輕輕按壓就可以。如果太過用力，反而會讓肌膚像撞傷一般導致發炎。穴道跟淋巴結、神經以及各種器官的位置重疊，有些部位對於強烈的刺激很敏感，要特別留意力道。

在某個部位反覆地輕輕搓揉的話，那個部位的血管自然會受到刺激，如果想提高效果，就可以透過手指按壓穴道。這裡提到的效果，是指加快血液、淋巴液快速循環和排出老廢物質的速度。每次指壓穴道時，只要出力到指甲末端有點變白的程度即可。接著，會先介紹最基礎和強度最大的指壓方法，等熟練之後，則可試試看23種美容穴道單點指壓。

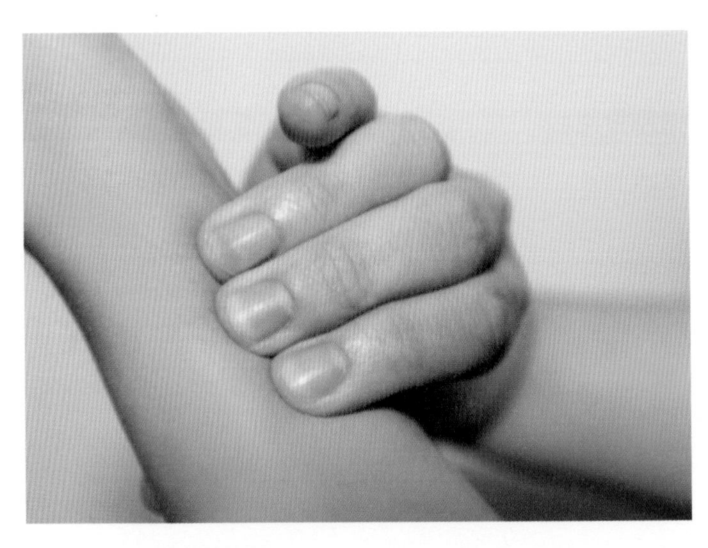

▲ 適合的穴道指壓力道（指甲末端有點變白的程度）

最基礎的一組動作
（3 秒指壓＋ 2 秒休息）x 3 次

一般來說，在某個部位重複做以上動作 1～2 組，就可以促進血液循環。身體感受到的反應是脈搏跳動和呼吸稍微變快。全臉 23 個穴道全部做 1 組的話，只需要花 5 分鐘，重複做 2 組也不過 10 分鐘左右。每天花 10 分鐘單點指壓 23 個穴道好像不太容易，但若是想成做瑜伽或冥想的話，10 分鐘一下子就過去了。

那麼，如果指壓太久的話，會不會有反效果呢？其實並不會。到底要壓穴道多久或多少次的意見相當分歧，但其實按壓幾秒或幾次根本不是最重要的。只不過，眼睛下方的皮膚較為敏感，如果壓太久，會容易變紅，建議不要太過刺激。另外，假設你習慣用鼻子吸氣、嘴巴吐氣，穴道按壓太久時會感覺呼吸急促以及不舒服。

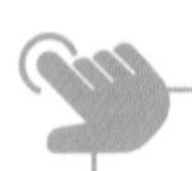

強度最強的一組動作
（10 秒指壓＋ 5 秒休息）x 3 次

如同前面提過，即使是重複做 1～2 組強度最大的指壓方法，也沒有什麼問題。雖然呼吸會變得急促，但是並不會感到不舒服，休息時可以放下手，慢慢地用嘴巴吐氣以達到腹式呼吸的效果。另外，在做強度最大的指壓時，每做完 1～2 組，要確認一下肌膚是否有變紅或呼吸不順等狀況。

臉部23個美容穴道

接著，介紹消除臉部浮腫和恢復肌膚光澤的 23 個美容穴道。如果每天都按摩這 23 個穴道，可以促進體液循環和老廢物質的排出；萬一時間不夠，至少每天持續按壓 5 個穴道。當你感到眼睛疲累或產生浮腫，就按壓眼睛周圍的 5 個穴道。感到下巴緊繃，就按壓下巴周圍的 5 個穴道。像這樣持之以恆的按摩，就能夠發現明顯的效果。只要重複做 1～2 組前面介紹過，最基礎或強度最大的指壓法就可以了。

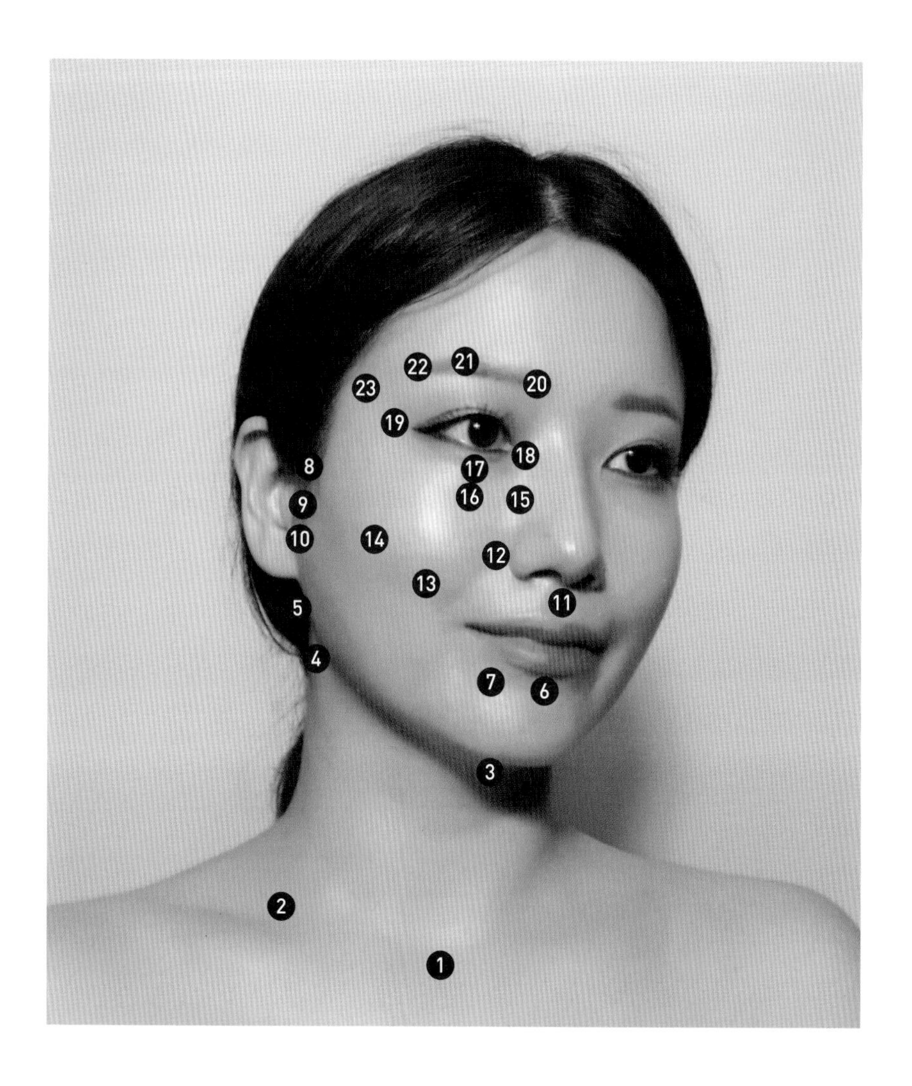

❶ 天突
❷ 氣舍
❸ 廉泉
❹ 天容
❺ 翳風
❻ 承漿
❼ 俠承漿
❽ 耳門
❾ 聽宮
❿ 聽會
⓫ 水溝
⓬ 迎香
⓭ 巨髎
⓮ 顴髎
⓯ 鼻通
⓰ 四白
⓱ 承泣
⓲ 睛明
⓳ 瞳子髎
⓴ 攢竹
㉑ 魚腰
㉒ 絲竹空
㉓ 太陽

・基礎動作一組：（3秒指壓＋2秒休息）x 3次
・高強度動作一組：（10秒指壓＋5秒休息）x 3次

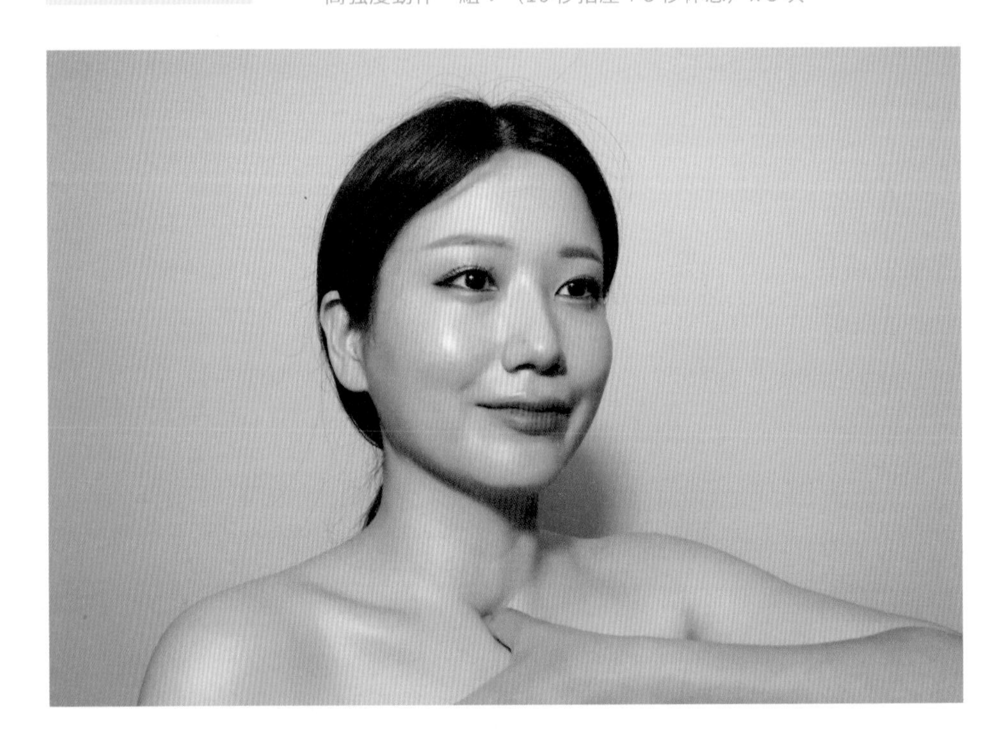

❶ 天突

天突位於鎖骨中間凹陷下去的位置。當咳嗽和氣喘等支氣管不好時，經常刺激天突，可以幫助改善支氣管的不適。加上鎖骨周圍布滿淋巴結，按壓此處，也可以同時促進體內排出老廢物質。用大拇指把天突穴深壓1cm，就會感到脈搏跳動和呼吸加快。如果慢慢地做深層腹式呼吸，在按壓天突穴時就會比較舒服。用鼻子深深地吸氣，按壓3秒，然後用嘴吐氣2秒，手離開穴道，重複做1～2組。如果當天說太多話或大量吸入粉塵，導致出現感冒症狀或喉嚨疼痛，就可以按壓天突穴。

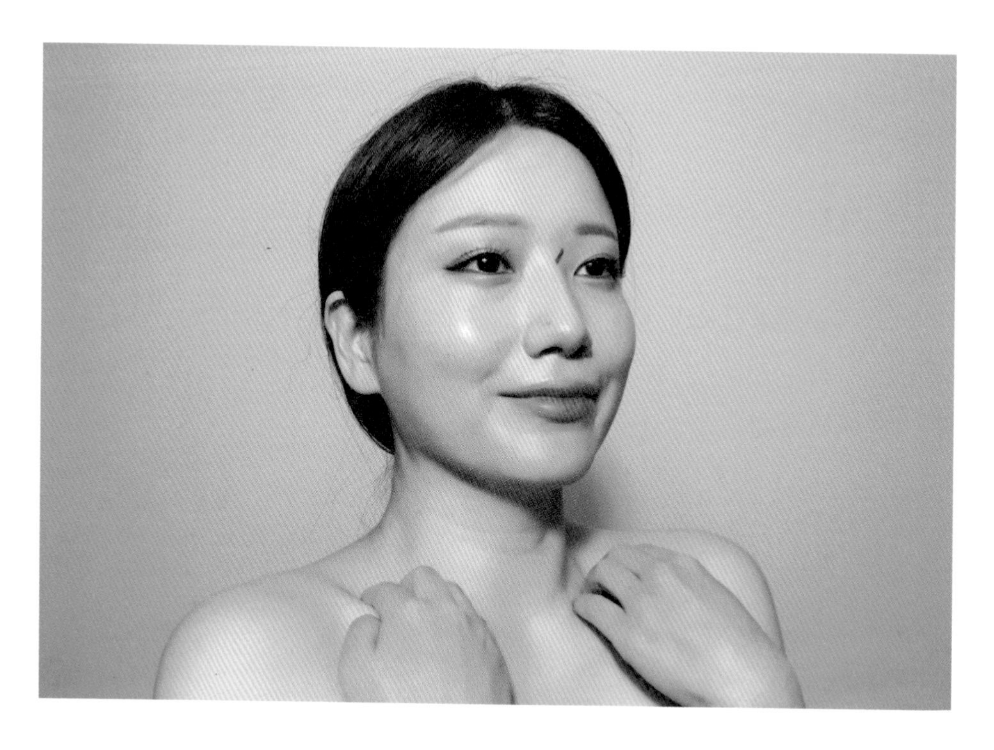

❷ 氣舍

氣舍穴也是淋巴液通過全身循環淨化之後，最終匯集淋巴的終點。氣舍位於鎖骨上方的凹陷處，可以用雙手的中指和無名指按壓。按壓氣舍穴的方法跟天突穴一樣，也是搭配著深呼吸，深壓 1 cm。按壓氣舍穴時，雖然不會像按壓天突穴那樣明顯地感到脈搏速度加快，但依然可以感受到脈搏在跳動。刺激氣舍穴和天突穴，都可以幫助排出老廢物質。

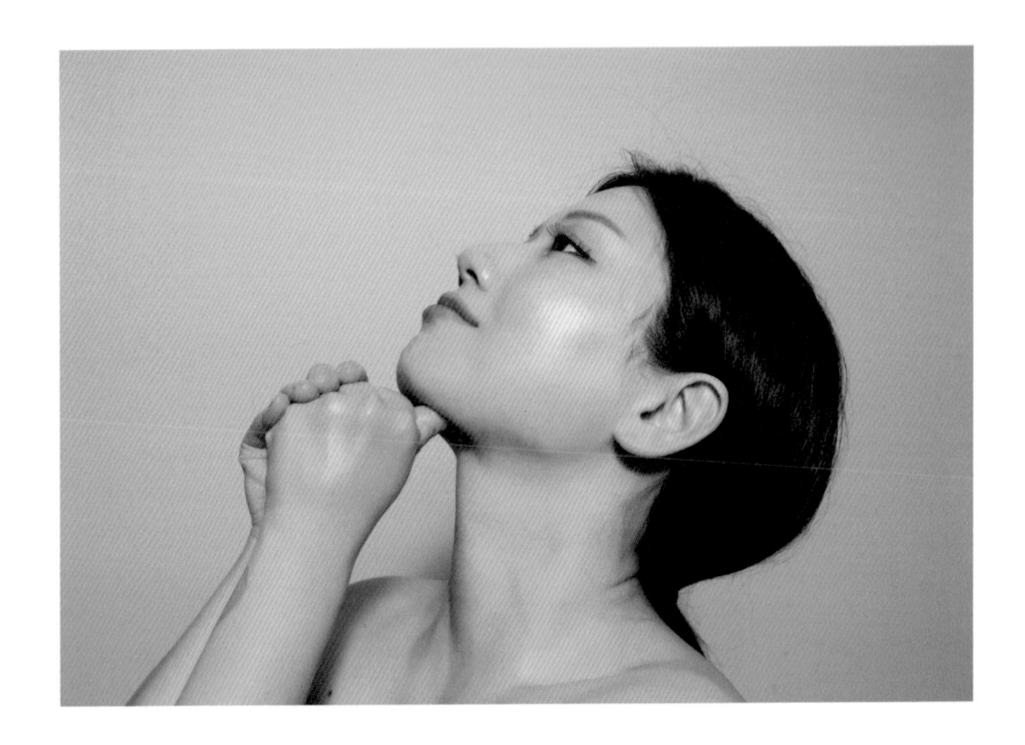

❸ 廉泉

廉泉位於下巴下面的中間部位，可以用手指深深地壓進去。這裡也可以稱為雙下巴的中間。用雙手的大拇指頂著廉泉，然後深壓 1 cm。如果把頭稍微往上抬，可以感覺到更深的刺激。

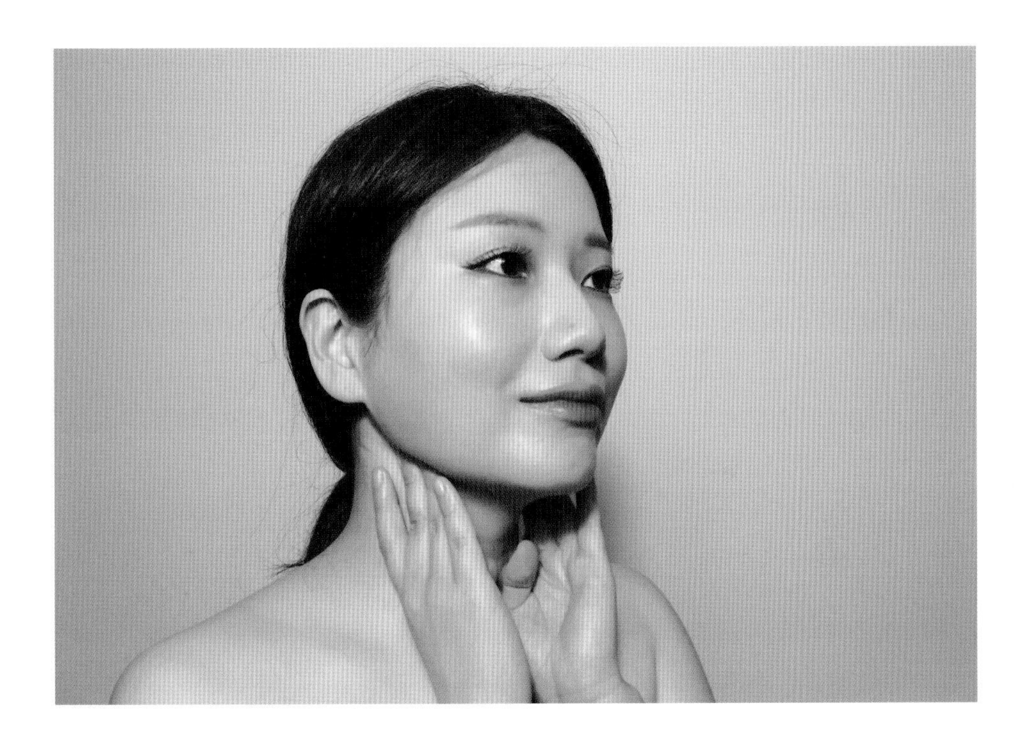

❹ 天容

天容穴位於我們常說的方下巴，凸出來的部位其下方凹陷處。如果你的下巴並不方的話，那天容穴就是位於耳垂直下方線和嘴唇平行線的交叉處。這裡也是淋巴結分布的地方，加上本身位於凹陷處，只要深壓1cm即可。

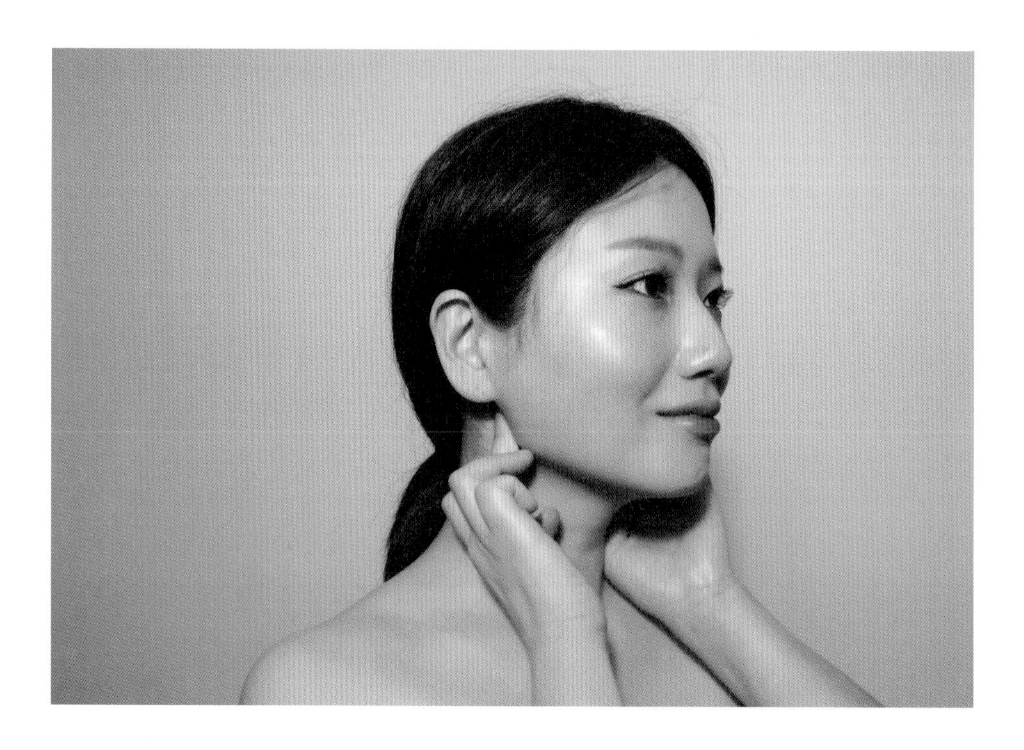

❺ 翳風

翳風穴位於耳垂後面的凹陷處。這個位置是穴道和淋巴結所在之處，同時也是唾液腺的末端部位，所以只要按壓翳風穴就會感覺好像快分泌出唾液。如果太過用力按壓，會使唾液腺發炎，所以用食指深壓5mm即可。因為這個地方有大動脈經過，所以會強烈地感受到脈搏跳動。如果想要節省時間，可以在按壓❹天容穴的同時，用食指按壓翳風穴。

臉部正面

· 基礎動作一組：（3秒指壓＋2秒休息）x 3次
· 高強度動作一組：（10秒指壓＋5秒休息）x 3次

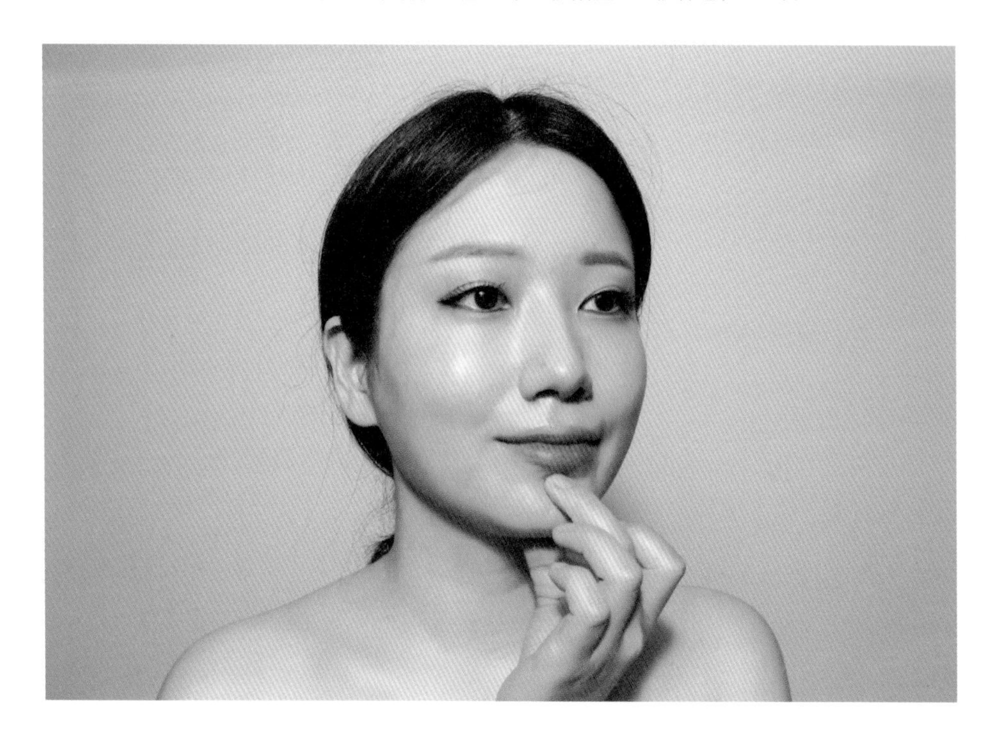

❻ 承漿

承漿穴位於嘴唇和下巴之間的凹陷處。按壓承漿穴的時候，會很自然地摸到下排的牙根。用食指按壓承漿穴的同時，用大拇指按壓❸廉泉穴，可以提高促進血液循環的效果。承漿穴所在位置的肌膚並沒有很厚，所以深壓5mm就能確實地刺激到血管。只是如果想單獨按壓承漿穴，也可以彎曲食指後，利用指關節輕輕地按壓並繞圈畫圓。

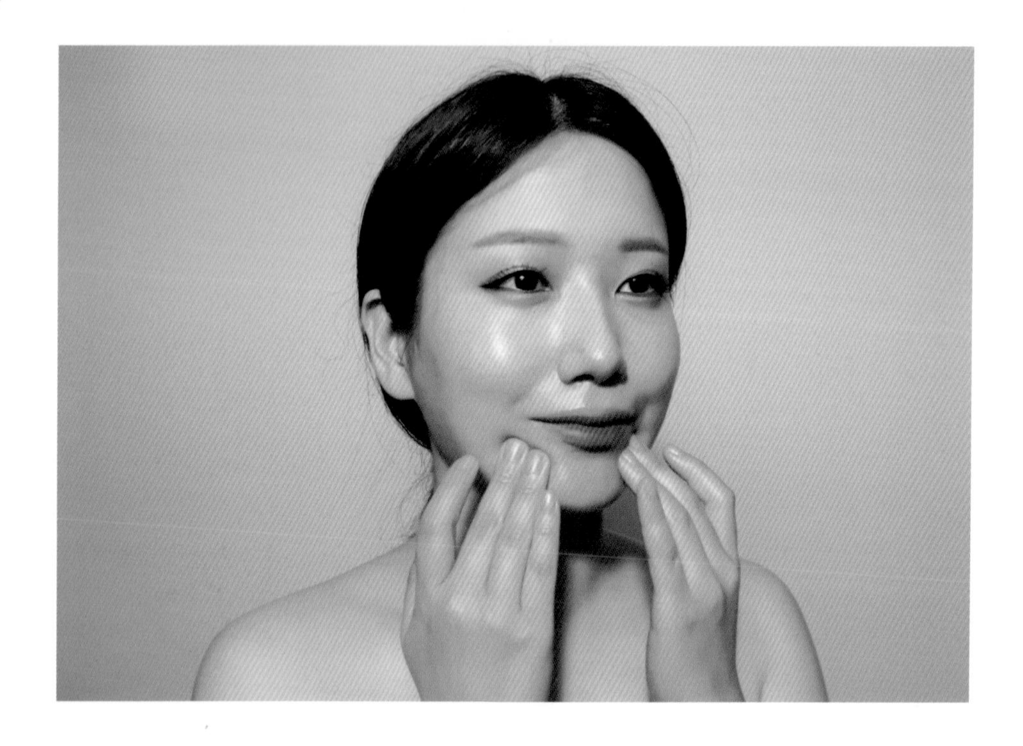

❼ 俠承漿

俠承漿位於承漿穴兩側，距離約 1cm。這個位置也可以摸到牙根，當牙齒或牙床不健康時，就會感到明顯的疼痛。如果按壓牙根周圍的穴道時會感到強烈痛感，按壓很久則會感覺下巴麻麻的。按壓穴道時，會刺激到神經線，自然會感到疼痛，特別是血液循環不通暢的部位感受會更加明顯。像這樣持續天天做 1～2 組指壓穴道，慢慢地疼痛感就會變得不明顯。如果疼痛感始終沒有消失也不需心急，比起什麼都不做，像這按壓穴道確實可以延緩老化或預防牙齦疾病發生。請務必記住，只有血液、淋巴液等體液循環暢通，才有可能消除發炎或加快排出老廢物質的速度。

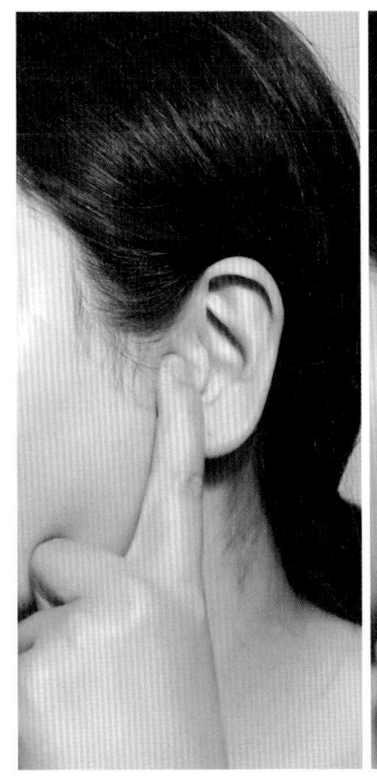

▲耳門

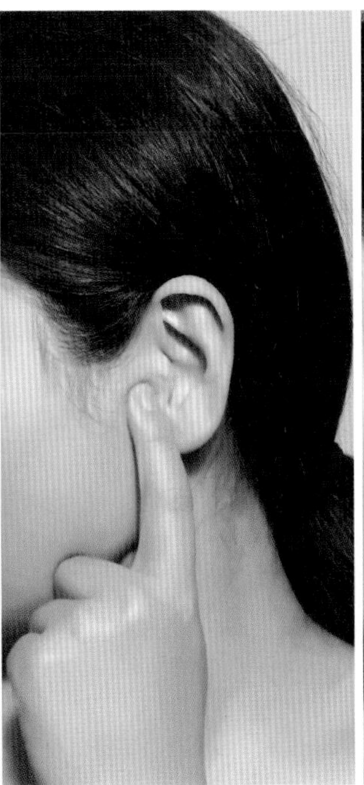

▲聽宮

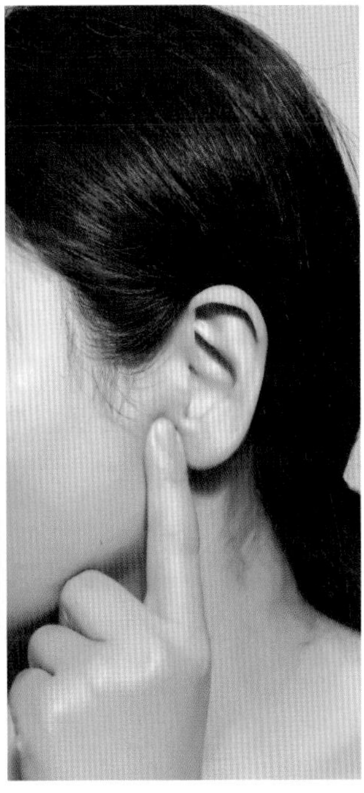

▲聽會

❽ 耳門 ❾ 聽宮 ❿ 聽會

這三個穴道都位於耳孔前面。耳孔正前方有段又淺又長的縫隙，連接著臉和耳朵。加上這個部位也是大動脈經過的地方，只要稍微按壓一下就會感覺到脈動。我們並不是對穴道做針灸治療，所以並不需要真的非常明確地區分出三個穴道的位置。只要用手指在耳孔正前方，順著縫隙縝密地按壓就可以了。這個部位的肌膚較薄，所以大約深壓5mm就能充分地感受到脈搏跳動。

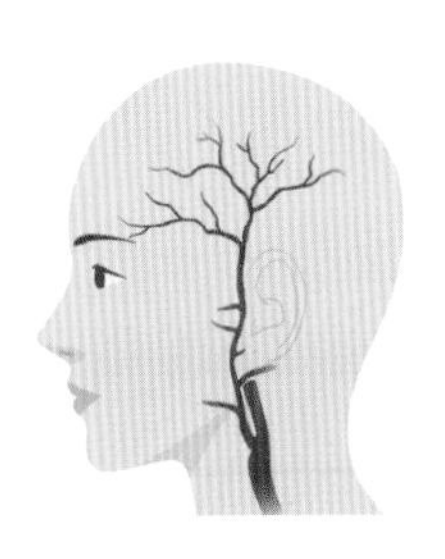

▲大動脈的位置

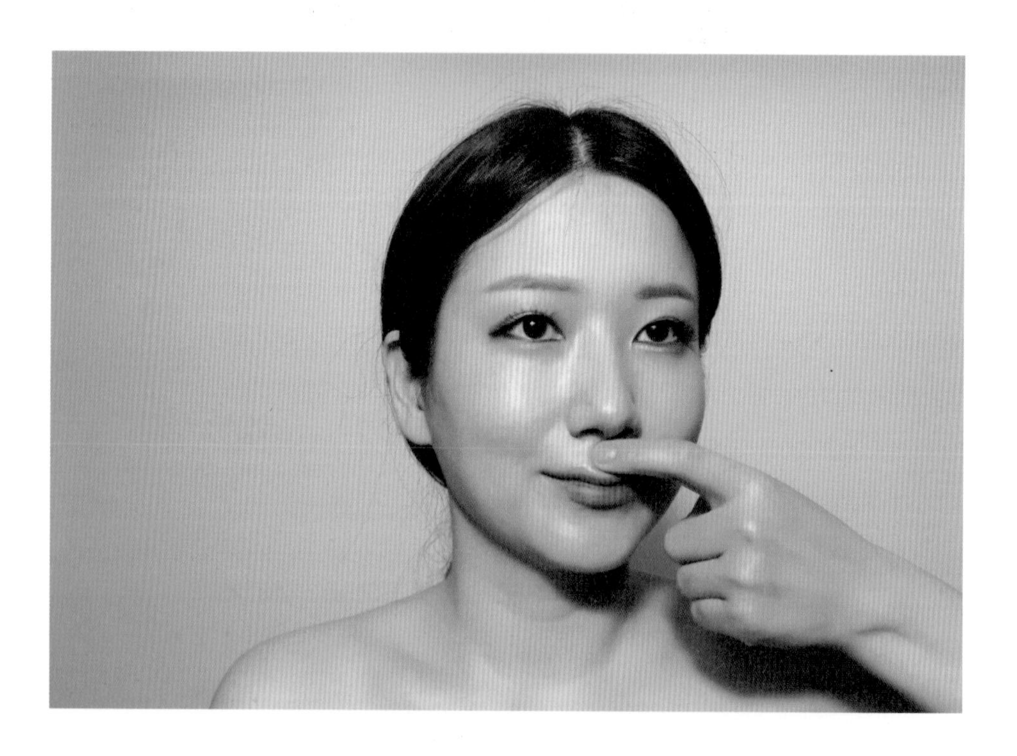

⓫ 水溝

水溝穴位於人中的正中央。按摩中有許多搓揉人中的動作，這是因為除了可以撫平人中的皺紋，還可以刺激到水溝穴。水溝穴位於鼻子正下方，也是臉部中間的穴道，所以只要促進這個地方的血液循環，就能消除臉部浮腫。水溝穴只要輕輕地深壓5mm，手指頭就會感受到脈動，也會感覺呼吸加快。按壓時，沒有摸到牙根也沒關係，輕輕地按壓即可。

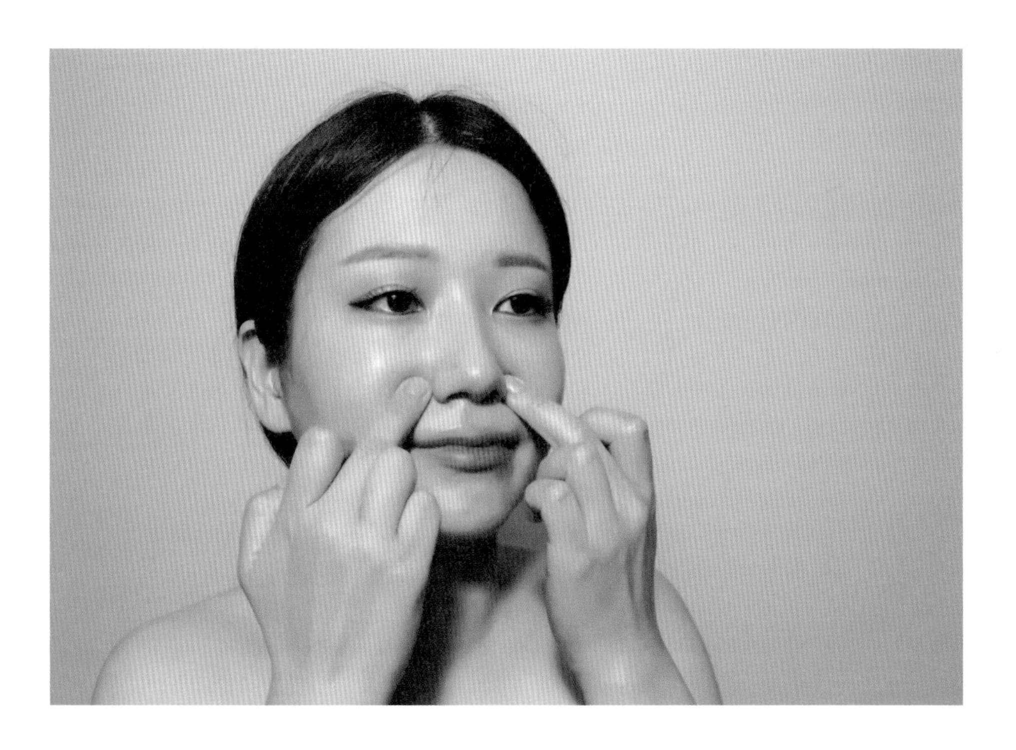

⓬ 迎香

位於鼻孔兩側的迎香穴是最具代表的美容穴。如果你是第一次按壓迎香穴，按壓久一點，至少會感到某一邊有明顯的痠痛感。假如第一次按壓迎香穴，卻沒有特別痠痛，表示你臉部的血液循環暢通且肌肉結塊很少。按壓迎香穴可以解決鼻塞或臉部浮腫的困擾；如果法令紋很深，就要常常按壓迎香穴。用大拇指緊貼著迎香穴、低著頭，指尖可以摸到硬硬的肌肉和骨頭。可以用手指按揉，也可以彎曲手指，用指關節繞小圓按壓。

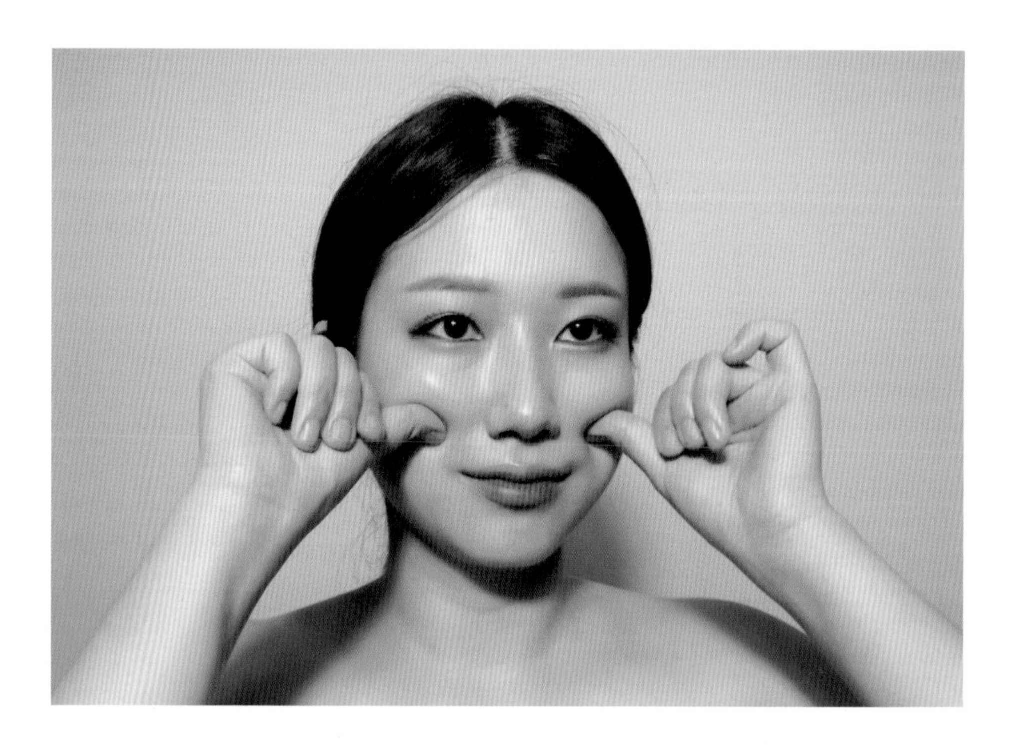

⓭ 巨髎

巨髎穴位於瞳孔正下方和鼻尖水平線的交差點。這個位置是顴骨中央下面的凹陷處，按壓時感受的痛感不亞於迎香穴。因為顴骨下方有脂肪分布，如果血液循環不暢通，脂肪組織之間就會開始囤積老廢物質。而且若是經常面無表情，顴骨肌肉就會變得僵硬，所以按壓巨髎穴時會感到更痛。跟按壓⓬迎香穴方法相同，用大拇指緊貼著巨髎穴、低著頭，就會感受到更強烈的刺激。

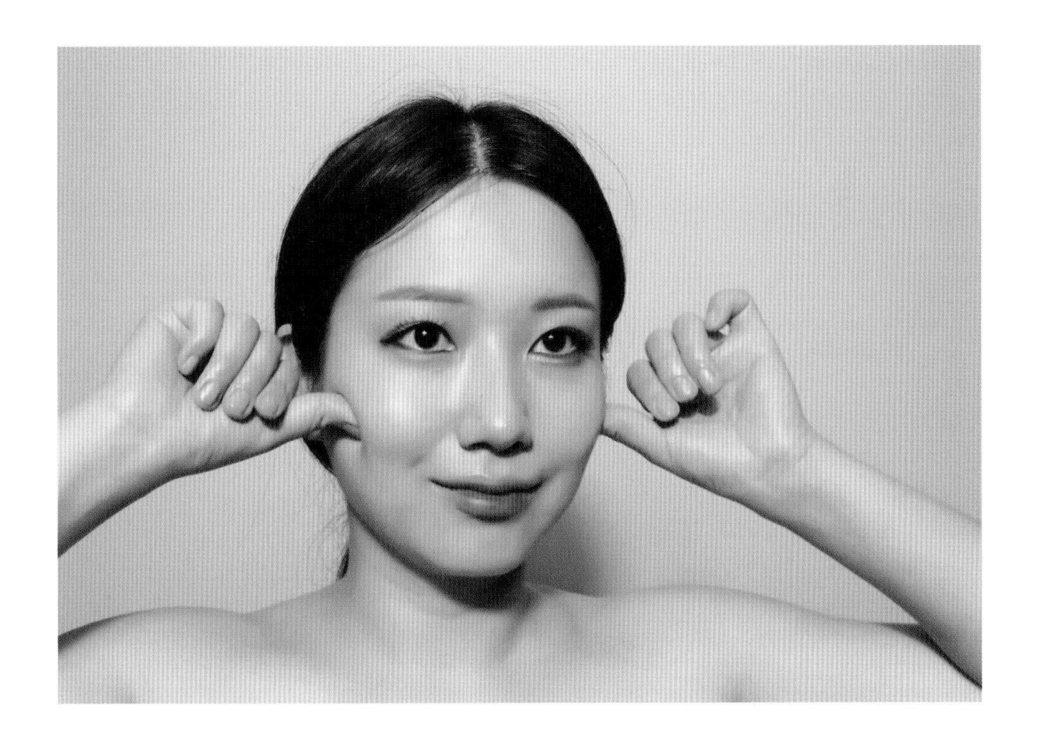

⓮ 顴髎

顴髎穴位於眼角直下和鼻尖水平線的交差點。這裡雖然也是顴骨下方的凹陷處，不過如果顴髎穴壓得太深的話，還可以摸得到長方形的咀嚼肌。用大拇指緊貼著顴髎穴，壓到可以摸到肌肉和骨頭，就可以感受到脈動和痠痛感。按摩技巧中，經常出現從顴骨下面往斜上方推的動作。這個動作可以同時刺激⓬迎香穴、⓭巨髎穴、⓮顴髎穴三個穴道，加速顴骨下方的老廢物質排出。按壓這三個穴道，也能感受鼻塞時突然通順的舒暢感。

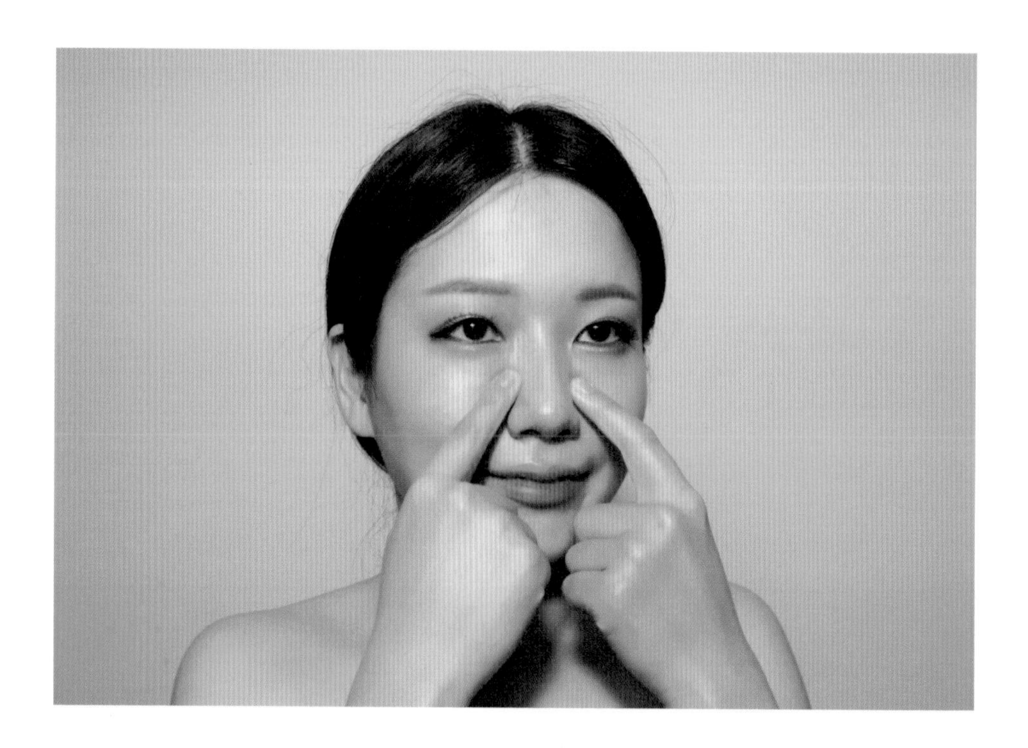

⓯ 鼻通

鼻通穴位於鼻梁兩側中間的位置，按壓這個穴道可以改善鼻炎和鼻塞。按壓鼻子周圍的穴道時，如果只用鼻子深呼吸，會感到有點喘，因此要改用嘴巴呼吸。鼻梁周圍皮膚較薄，按壓時，只要能感受到脈動和摸得到肌肉和骨頭即可。

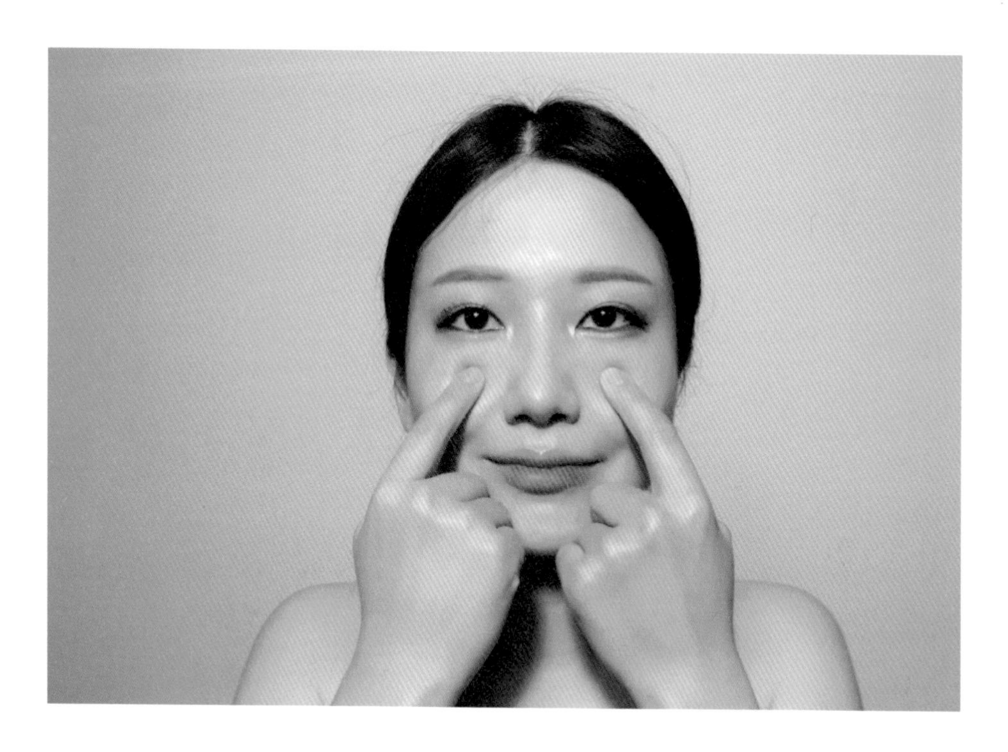

⑯ 四白

四白穴位於⑮鼻通穴水平線和瞳孔垂直線的交差點。這個位置幾乎靠近前顴骨的中間點，所以按壓四白穴，可以預防和改善黑眼圈。也因為四白穴位於鼻子旁邊，所以能在某程度上改善鼻塞。由於這個位置微血管較明顯，如果太用力按壓，反而會產生淤血。因此跟按壓鼻通穴的方法相同，輕輕按壓到能感受到脈動即可。可以用食指按壓，或畫小圓按揉。

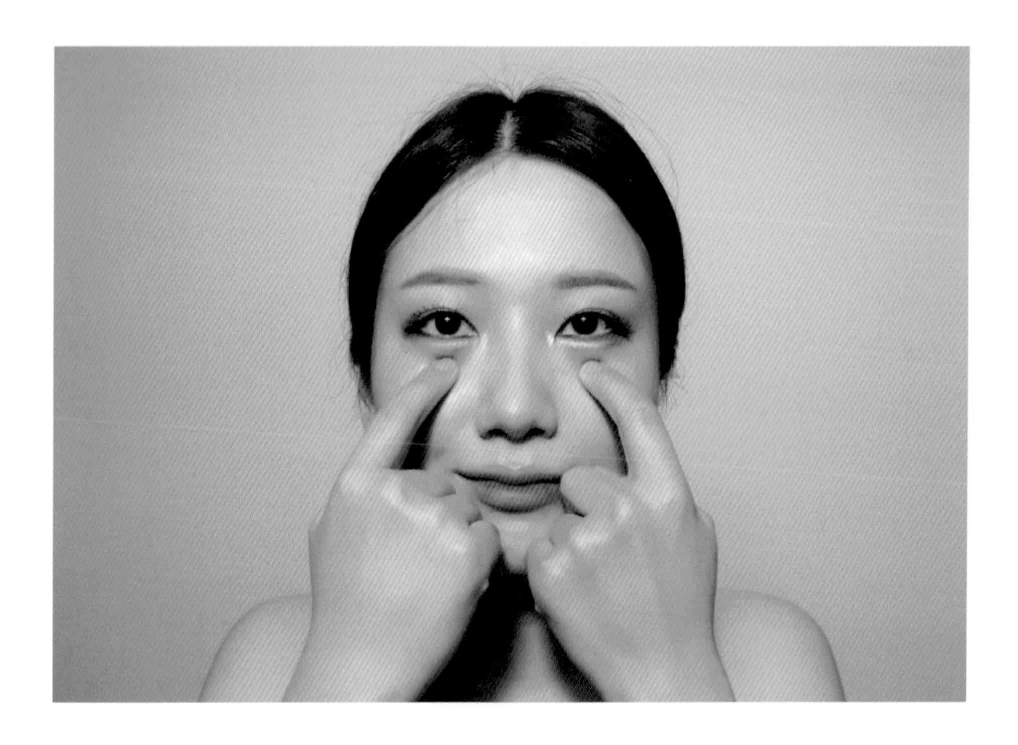

⓱ 承泣

承泣穴位於⓰四白穴上方1cm的位置，也是眼球和骨頭的交界處。常常按壓承泣穴，可以改善黑眼圈。黑眼圈是因為血液循環停滯後，阻塞產生的淤血在皮膚表面呈現墨綠色或深紅色的現象。血液循環不良時，周圍的皮膚細胞就無法從血液中獲得營養素和水分，導致細胞快速老化。當老化和黑眼圈持續惡化，就會產生魚尾紋、眼角下垂、眼睛下方脂肪堆積等。為了預防這些狀況發生，要經常按壓承泣穴。跟按壓⓰四白穴的方法相同，可以用食指輕輕按壓，或畫小圓按揉。

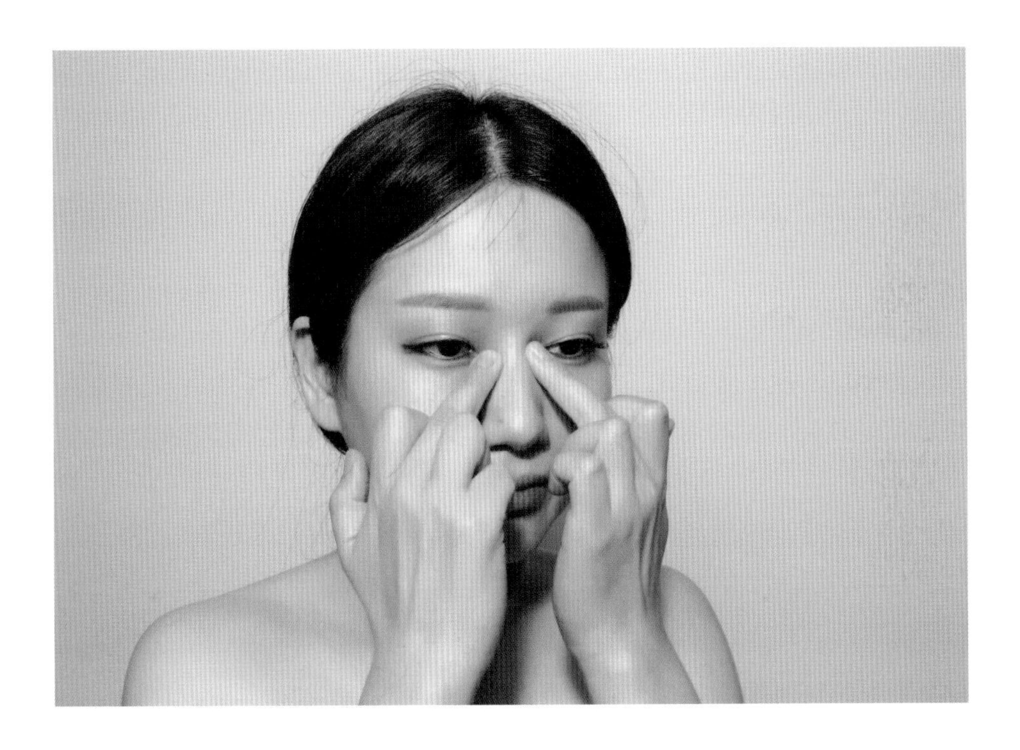

⑱ 睛明

睛明穴位於眼頭和鼻梁之間的凹陷處。這裡也是戴眼鏡時，眼鏡托葉的位置，所以常會留下痕跡或讓皮膚顏色暗沉。按壓睛明穴能消除眼睛疲勞和改善鼻塞，還可以改善黑眼圈和魚尾紋。用大拇指或食指按壓兩側的睛明穴，明顯感受到脈動時，也會瞬間感覺消除鼻子與眼睛的疲勞。

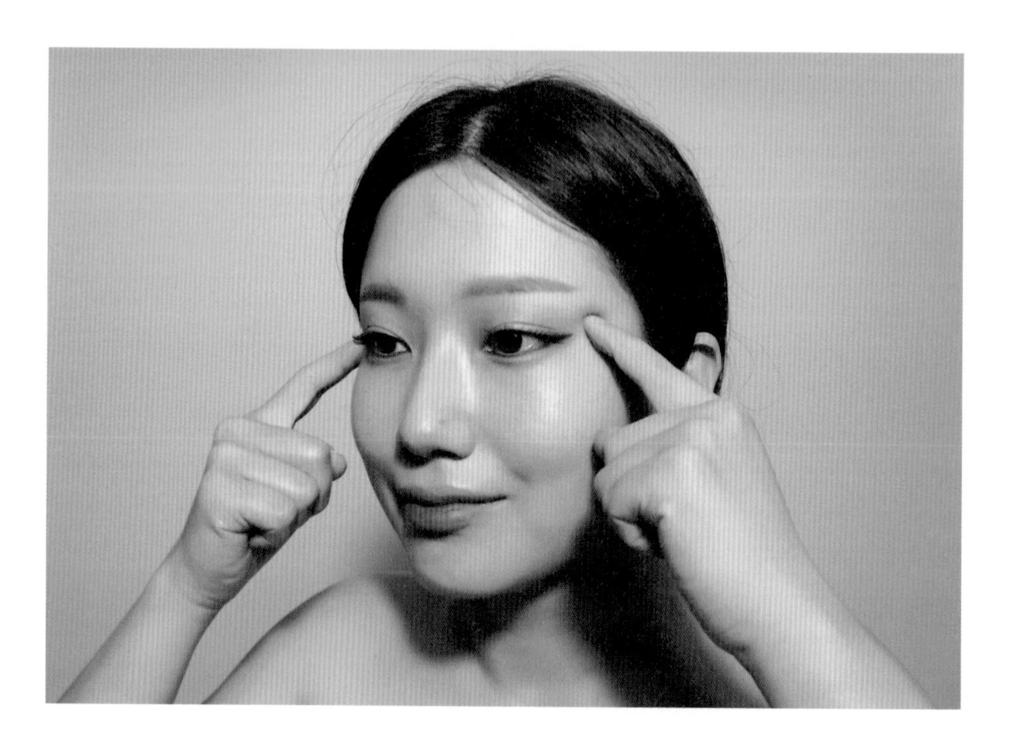

⑲ 瞳子髎

瞳子髎穴位於距離眼角5mm的凹陷處。如果無法明確地找出這個位置，可以用雙手的中指和無名指大範圍地按壓眼角周圍部位。眼角和鼻梁的皮膚很薄，血管又分布在上層，所以即使只是輕輕按壓瞳子髎穴，也能夠感受到脈動。

眉毛周圍

· 基礎動作一組：（3 秒指壓＋2 秒休息）x 3 次
· 高強度動作一組：（10 秒指壓＋5 秒休息）x 3 次

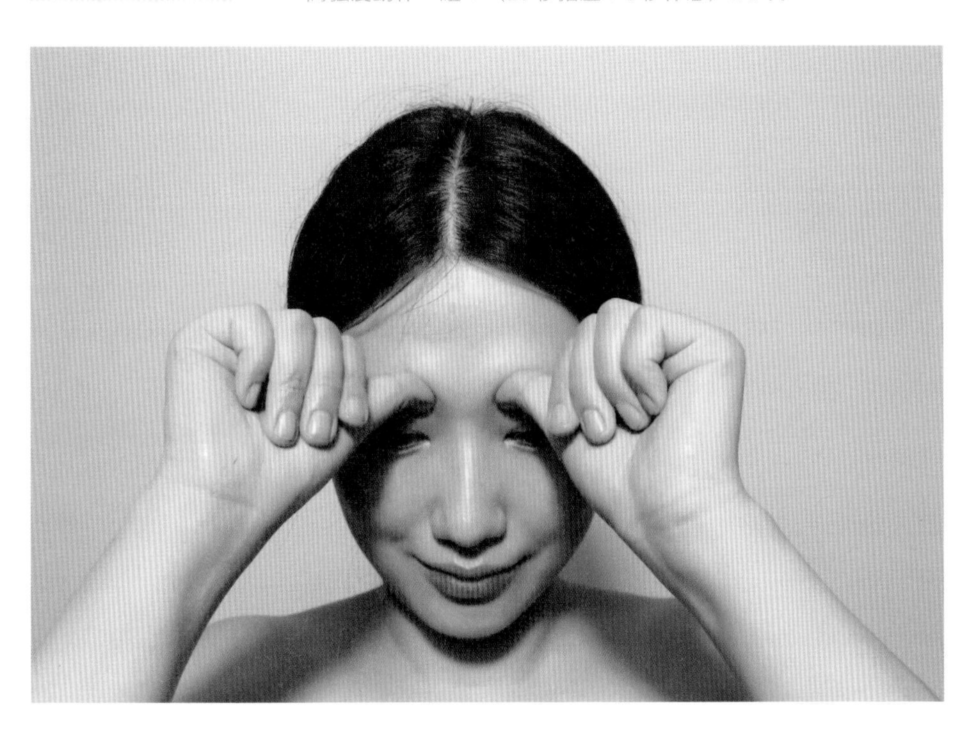

⑳ 攢竹

攢竹穴位於眉頭。用大拇指緊貼著，低頭按壓攢竹穴會感到痠痛。眉頭上有神經，所以跟眉梢相比，對於疼痛更加敏感，也更容易感受到強烈的痠痛。持續刺激攢竹穴，可以改善上眼皮浮腫、消除眼睛疲勞和眼睛下方皺紋，以及改善黑眼圈。

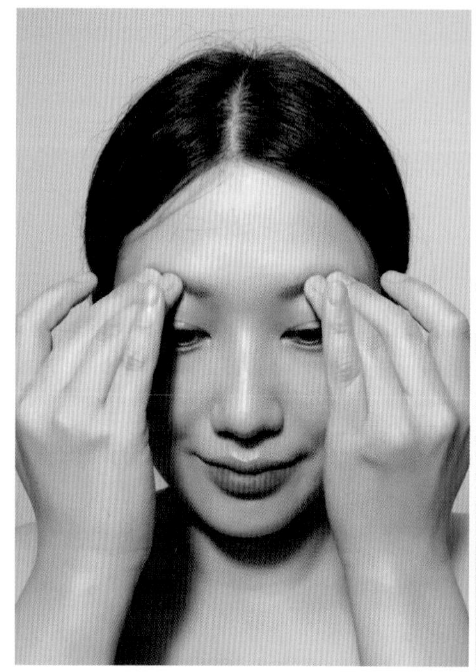

▲ 魚腰

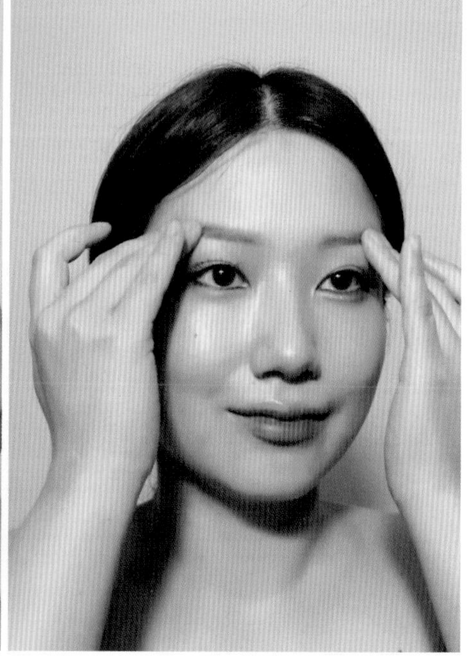

▲ 絲竹空

㉑ 魚腰
㉒ 絲竹空

魚腰穴位於眉毛的2/3處，絲竹空穴位於眉梢。眉毛上有許多穴道，所以可以用大拇指按壓整個眉毛。從⑳攢竹穴開始一路按壓到㉓太陽穴，刺激眉毛的穴道，有效消除眼皮浮腫和恢復肌膚彈性。

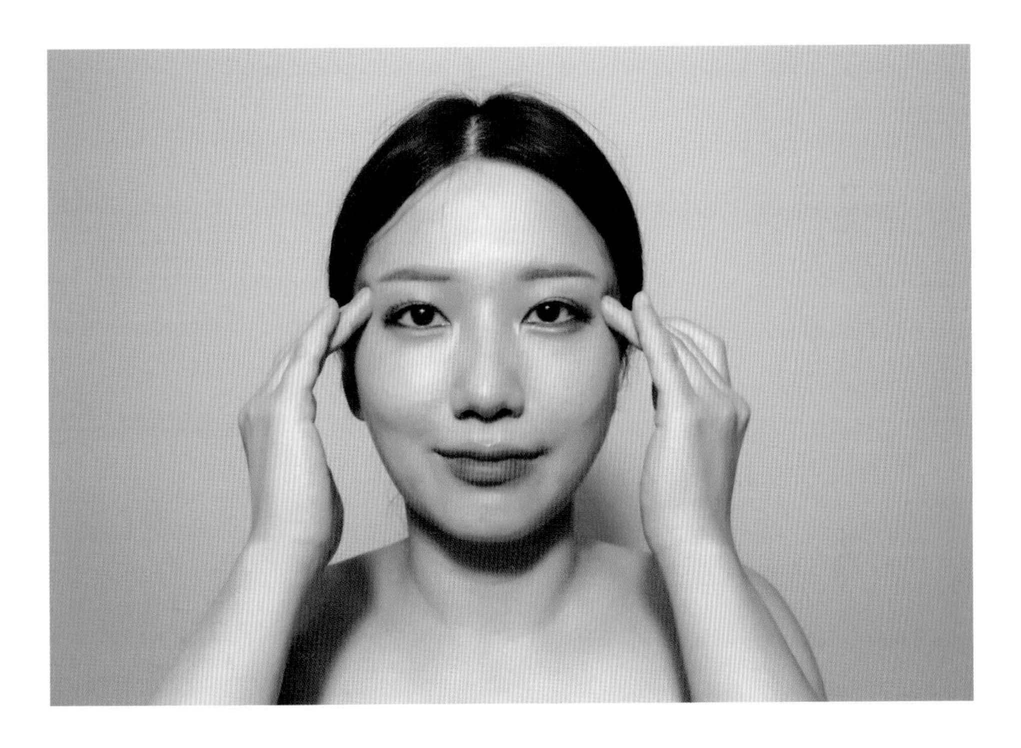

㉓ 太陽

太陽穴位於顳顬的正中央，這裡也是「顳顬淋巴」的所在位置，眼角和額頭的老廢物質會先在這匯集，之後進行第一次的排出。額頭的髮際線上布滿密密麻麻的穴道，在做頭皮按摩時，可以從髮際線開始按壓或滾壓到頭頂的百會穴。除此之外，如果捏揉或折耳朵來刺激穴道，也可以消除臉部浮腫和加速排出老廢物質。

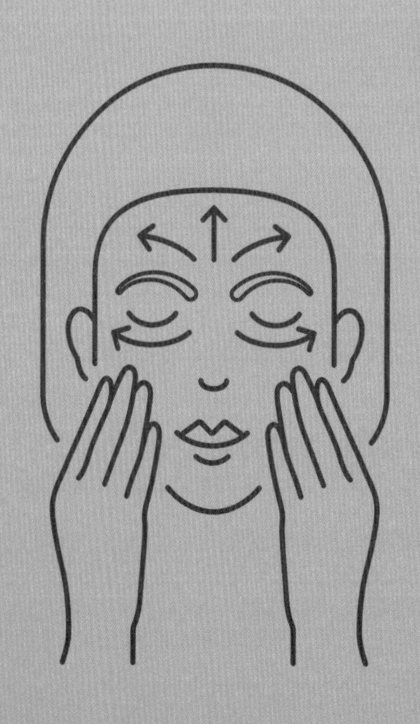

CHAPTER 2

一起進行熱身按摩！

在充分瞭解理論之後，接下來就是要為正式按摩做好事前準備。正式按摩之前，也必須先做伸展等熱身動作。因此，在這章會說明按摩前、後要做的準備和熱身按摩的方法。

01 按摩前的準備事項

避開用餐後的一個小時

用餐後，血液會流到腸胃幫忙消化食物。此時，如果按摩身體其他部位，血液會跑到被按摩的地方，反而不利於消化。因此，按摩時間最好避開用餐後的一個小時。

準備舒適的環境

播放古典樂等柔和平靜的音樂、把燈光調暗以及點上散發淡淡香味的香氛蠟燭，可以幫助舒緩按摩過程時的壓力。

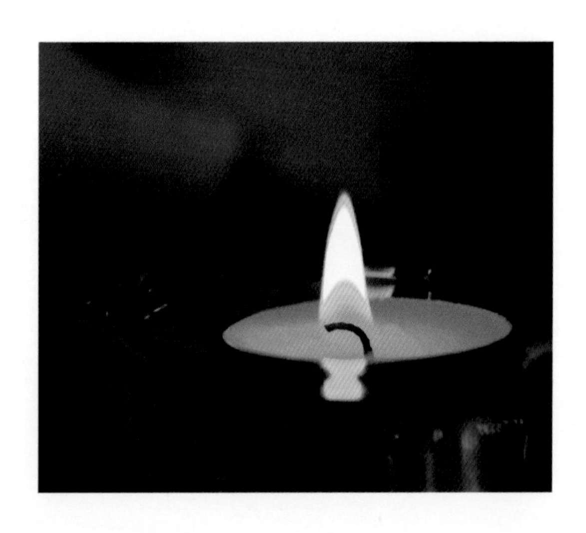

放鬆
背部肌肉

雖然說皮膚管理的第一步是清潔，但是在專業皮膚管理美容院裡，幫顧客清潔臉部肌膚前會先替顧客按摩背部。臉部的肌肉和皮膚透過頭皮和後頸跟背部連接，所以一定要先讓因日常生活及工作變得僵硬的背部肌肉放鬆。如此一來，面積相對較小、也沒這麼僵硬的頭皮和臉部肌肉也會跟著被放鬆。與此同時，透過按摩背部，可以刺激背上眾多穴道，進而促進全身的血液循環，淋巴管受到刺激之後，也會加快運送老廢物質的速度。在地板上放置按摩滾輪或按摩球後，躺下來刺激背部肌肉和穴道，大約按摩十分鐘即可。按摩背部之後，再用雙手按摩後頸和頭皮。以上都是正式做臉部按摩前的熱身按摩。

徹底清潔
臉、頸部和手

按摩的眾多效果之一，就是讓肌膚更好吸收塗在臉上的乳霜或保養油。因此，建議一定要先清潔臉、頸部和手之後，再擦上保養乳霜或保養油進行按摩。如果臉部有髒汙或是沒卸妝的話，按摩時反而有可能讓細菌侵入皮膚。按摩臉部肌膚的手必須保持乾淨，請一定要先將指甲剪短，同時去除指甲根部的角質和手掌上的繭。如果手比較粗糙的話，平時最好養成定期使用護手霜保養的習慣。

均勻地塗上乳霜或護膚油

在按摩之前先清潔臉和頸部，擦乾之後就要馬上塗抹乳霜或保養油。乳霜或保養油是可以讓按摩時更容易推壓的潤滑劑。一般品牌的保濕霜或乳液都會很快被肌膚吸收，或快速揮發。因此，最好選擇可以在肌膚上停留10分鐘左右的保養油。不過太過黏膩的保養油在按摩時不容易推開，按摩之後也較難清潔，所以最好選擇清爽型的保養油。

在黏膩的油當中，最具代表性的是食用椰子油，椰子油中含有各種脂肪酸，可以幫助肌膚鞏固防護屏障。油性肌膚的你如果對使用油類感到負擔，可以先在平時使用的乳液或乳霜中加入少量基底油，再塗抹。如果只單獨擦乳液或乳霜，會很快地被肌膚吸收，這樣一來，在按摩過程中就必須隨時補擦。擦上太多乳液或乳霜，會讓表皮吸收過多的養分，因此才會建議不要單獨只擦乳液或乳霜。不過也可以單擦按摩專用乳霜，按摩專用乳霜跟一般乳霜相比，吸收度或揮發度低，但油分含量高，所以觸感很溫和。因為膠類（蘆薈凝膠等）的質地太過黏稠，並不推薦運用在按摩上。

02 按摩後的收尾方法

第一階段：用濕毛巾擦掉老廢物質

按摩前不論把臉洗得多乾淨，在按摩過程中，毛孔還是會分泌出皮脂和汗，頸部也會推壓出些許的角質。這些老廢物質會阻塞毛孔，跟皮脂結合後就會形成細菌容易繁殖的環境。這樣一來，隔天有可能會長痘痘。因此，在按摩過程中，準備好濕的冷毛巾來擦掉老廢物質是很重要的步驟。另外，按摩之後會促進血液循環是一大優點，但是讓皮膚發熱卻是一個缺點。如果置之不理，就會發生潮紅，所以按摩後一定要使用濕冷毛巾來降溫。但也不需要將毛巾拿去冰箱內降溫，只要在冷水中沾濕毛巾，再適度擰乾就可以了。

頸部以下的部位，最好用溫毛巾擦拭。因為溫毛巾除了可以擦掉多餘油分和老廢物質，同時還可預防感冒。在寒冷的冬季按摩時，室內如果有暖爐或加熱器能讓室內暖和，也可以用濕冷毛巾一次從臉部到頸部以下都擦乾淨，夏天就更沒問題。但如果是容易感冒的體質，就一定要使用溫毛巾來擦頸部以下的部位。有一點一定要記住，不論季節或室內溫度如何，臉部肌膚一定要使用濕冷毛巾擦，這樣才能降低臉部熱度和預防潮紅。

可能會有人想知道，為什麼按摩之後一定要先用濕冷毛巾擦臉，才能清潔臉部？這是因為乳霜或護膚油直接覆蓋在皮膚表面的狀態下，即使再怎樣認真清潔臉部，也不可能徹底洗掉油分。而且在按摩之前已經先洗過一次臉，按摩之後又馬上洗一次，肌膚有可能因為過度清潔而變得乾燥、敏感。因此，即使有點麻煩也不要省略用濕冷毛巾擦拭這個步驟。

用來收尾的毛巾，請選擇質感柔順的材質。使用太過粗糙的毛巾擦臉，反而會破壞角質層。切記，不要來回反覆擦拭，而是要用按壓的方式。雖然毛巾表面的毛線很細小，但絕對可以徹底帶走油分和老廢物質。因此，只要適度的沾濕毛巾，輕輕按壓某個部位，接著慢慢地往旁邊部位擦拭即可。頸部和其下面的部位比較不敏感，可以直接用擦的方式。容易被忽視的髮際線和耳朵後面也要擦乾淨，這些部位都是一旦累積過多油脂，很容易長痘痘。眉毛也一定要擦拭，因為眉毛是有毛根的部位，如果有殘留油脂，很容易產生細菌。用毛巾擦拭乾淨身體，是按摩過程中相當重要的一個環節。

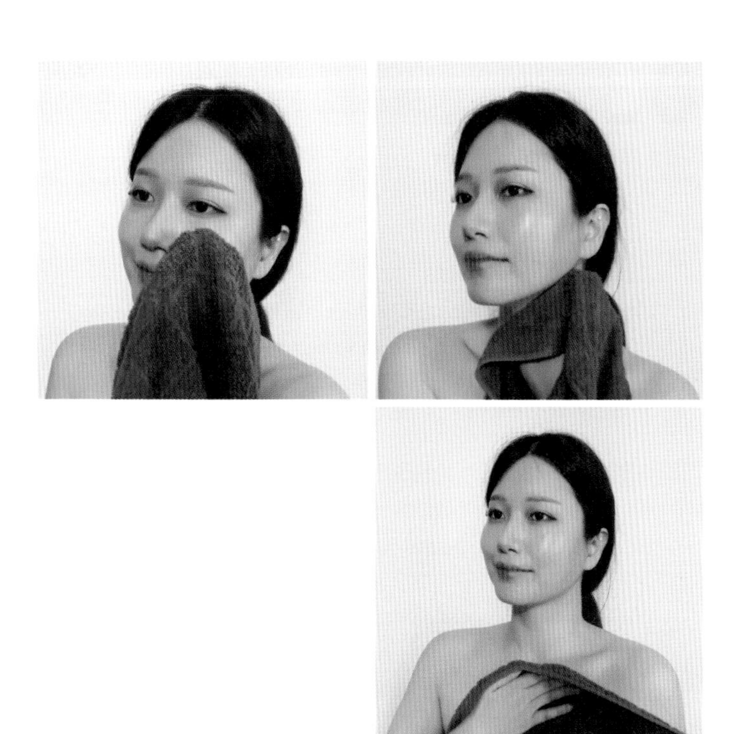

第二階段：擦基礎保養品

用毛巾完美地擦去油分之後，肌膚就會變得清爽。接著，不需要再次清潔臉部，可以直接擦上基礎保養品。萬一用毛巾擦拭之後，還是感覺臉部熱熱的，可以多沖幾次冷水來降溫，之後再用基礎保養品保濕。

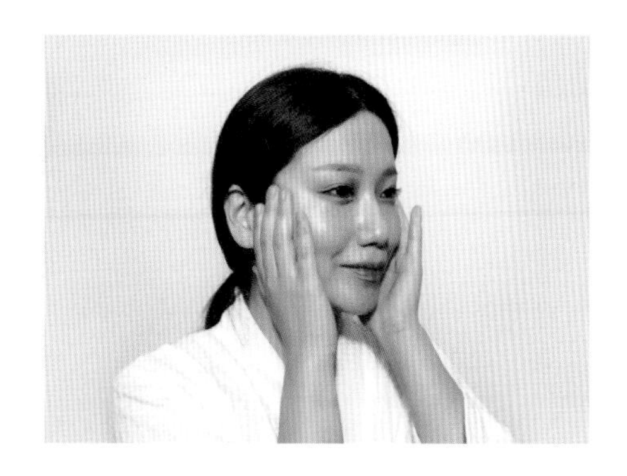

03 第三階段．熱身按摩

熟悉手部按摩的動作

用指頭按壓

用指頭輕輕地按壓穴道、眉毛和眼睛下方的部位。在手指關節不會感到痛的狀態下，輕輕壓到指頭皮膚變白的程度即可。

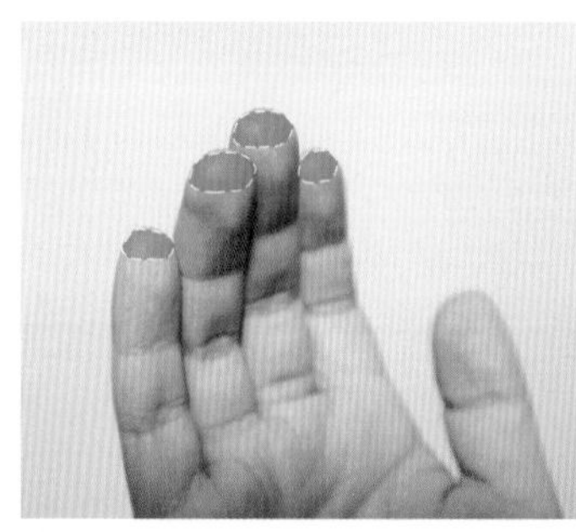
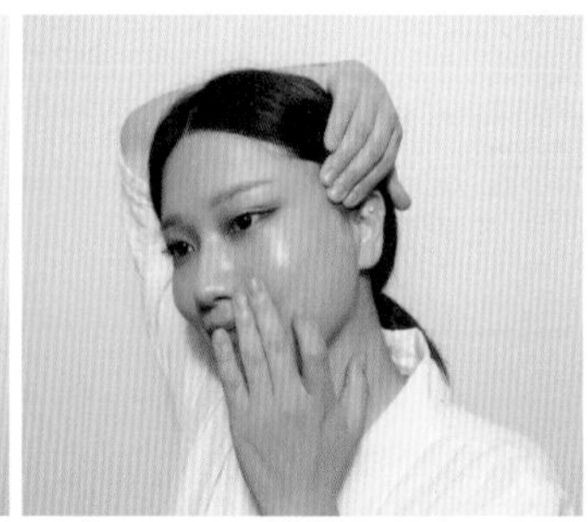

用拳頭按壓

按摩時，常常需要握住拳頭之後，用突出的手指關節來舒緩肌肉。像下顎的咀嚼肌或頭皮兩側的顳肌比較僵硬，就可以用拳頭用力的按壓，不僅會感到十分舒爽，也能讓肌肉有效放鬆。

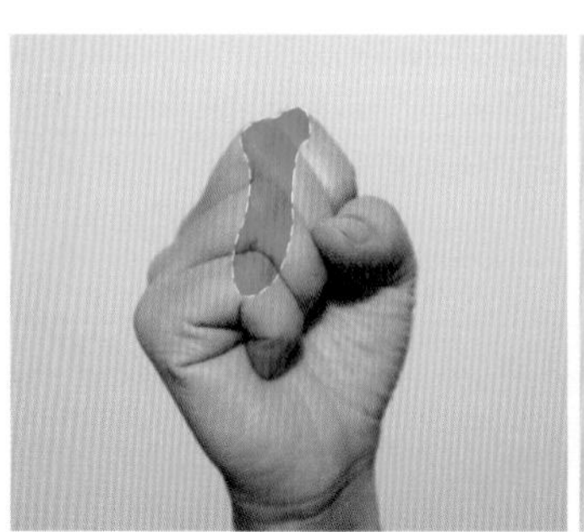
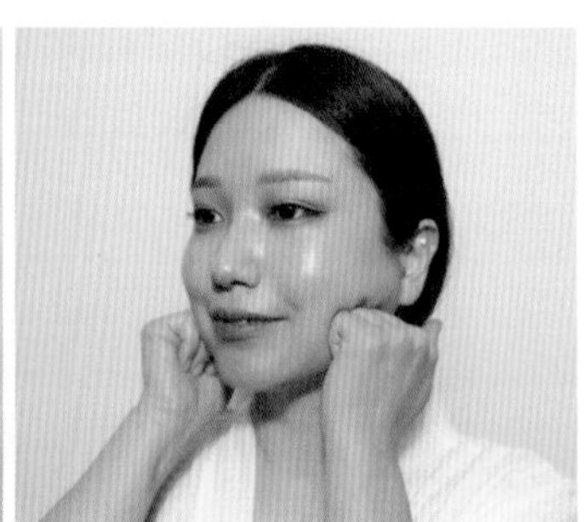

用手指推壓

若是幫其他人按摩，最好使用手掌和手指一起接觸肌膚。使用柔嫩的手掌按壓皮膚時，會像氣墊般產生緩衝的效果，可以更加溫和地按摩。不過自我按摩時，如果用整隻手來推壓臉，手腕彎來彎去會感到不舒服。因此可將除了大拇指以外的四根手指緊緊合併，來進行推壓按摩，手腕關節才不會有太大負擔。

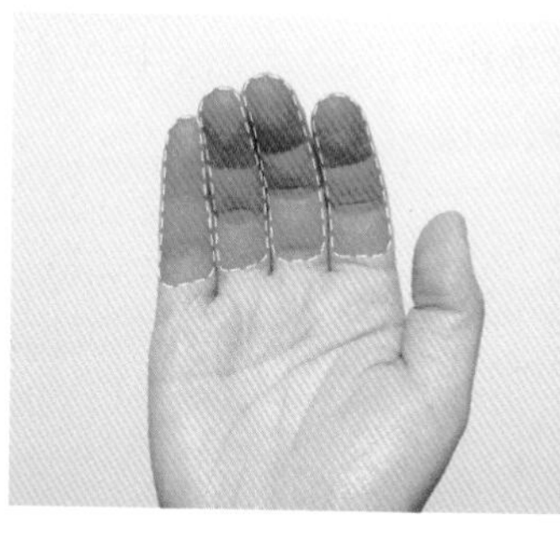
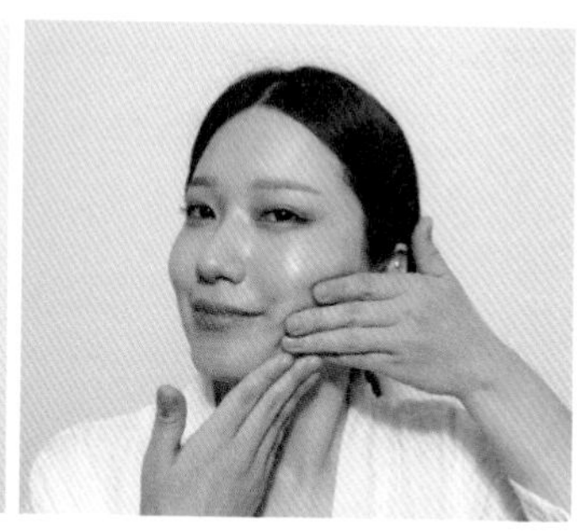

用手掌推壓

推壓下巴輪廓時，可以將整隻手掌緊緊地貼著皮膚往上推。按摩鎖骨上方時也用整隻手緊緊順著肌膚去推，不僅不會讓手指關節不舒服，手掌的溫度還能促進血液循環，讓身體減少疲勞感。只是如果平時手掌容易長繭或手掌肌膚較粗糙，就要使用手指或好推的刮痧道具（參考P.79）。

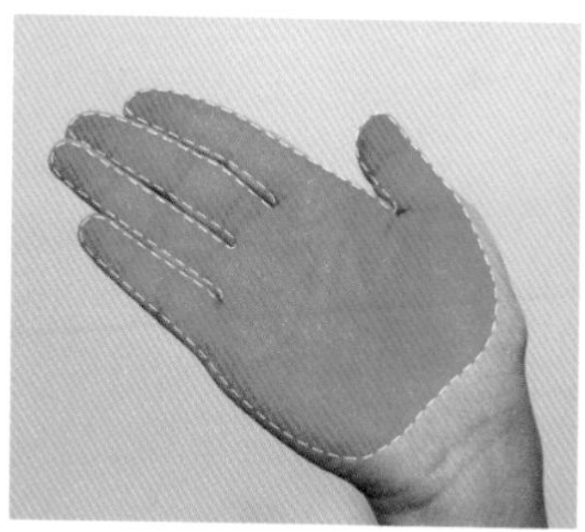
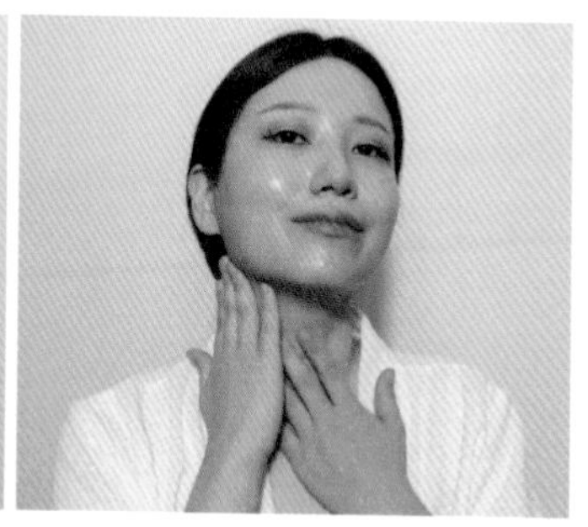

熱身第一階段：伸展

1
正面低頭

30
秒

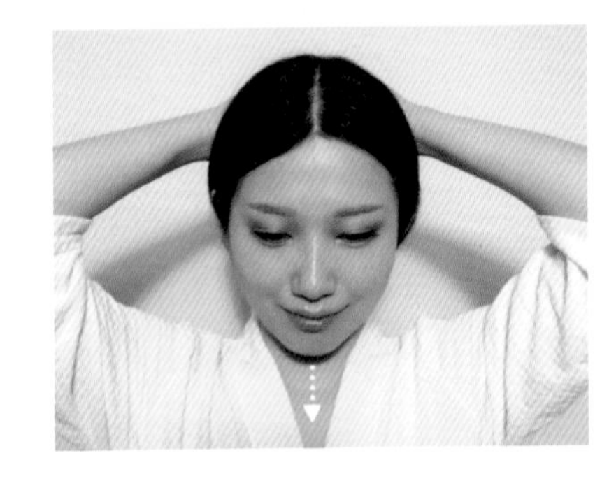

雙手十指緊扣放在腦後，慢慢地把頭往下壓，直到下巴碰到鎖骨。維持30秒，就可以舒緩後頸和背部肌肉。

2
頭部往左低 45°

30
秒

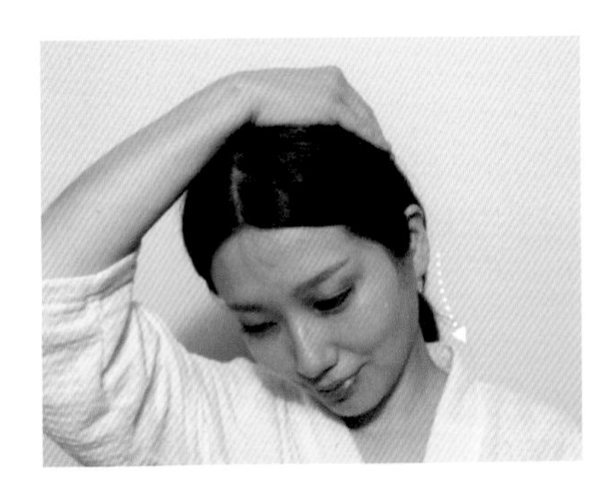

用左手放在右側腦勺，讓頭轉向左側的腋窩方向，並稍微低頭，再用手慢慢地往下壓。維持30秒，就可以舒緩右後頸和肩膀的肌肉。

3
頭部往右低 45°

30
秒

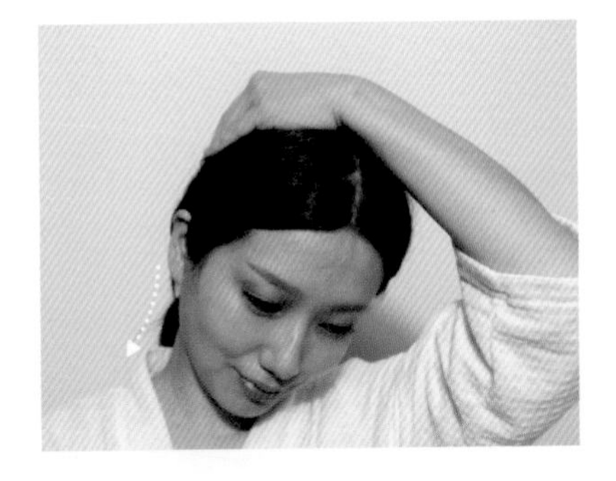

用右手放在左側腦勺，讓頭轉向右側的腋窩方向，並稍微低頭，再用手慢慢地往下壓。維持30秒，就可以舒緩左後頸和肩膀的肌肉。

4
頭部往左側壓低

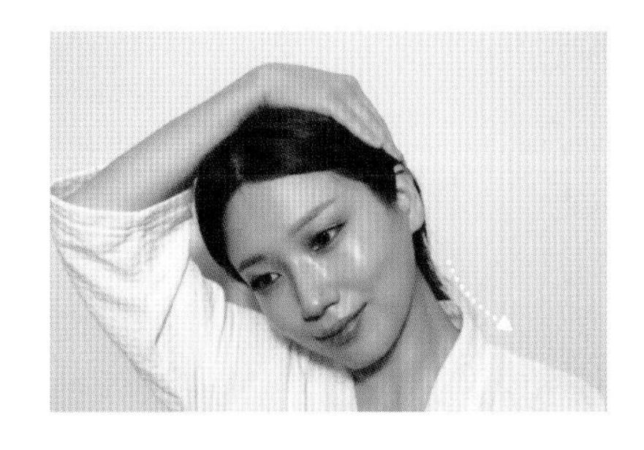

用左手放在右側腦勺，慢慢地把頭往下壓，讓左耳盡可能靠近肩膀。維持30秒，就可以舒緩右後頸和肩膀肌肉。

5
頭部往右側壓低

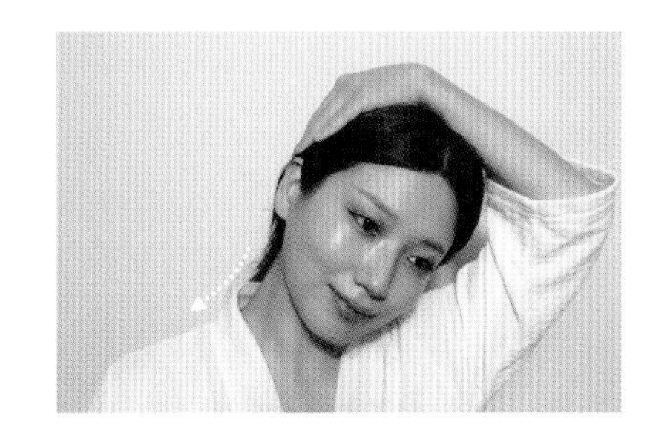

用右手放在左側腦勺，慢慢地把頭往下壓，讓右耳盡可能靠近肩膀。維持30秒，就可以舒緩左後頸和肩膀肌肉。

6
頭部往後仰

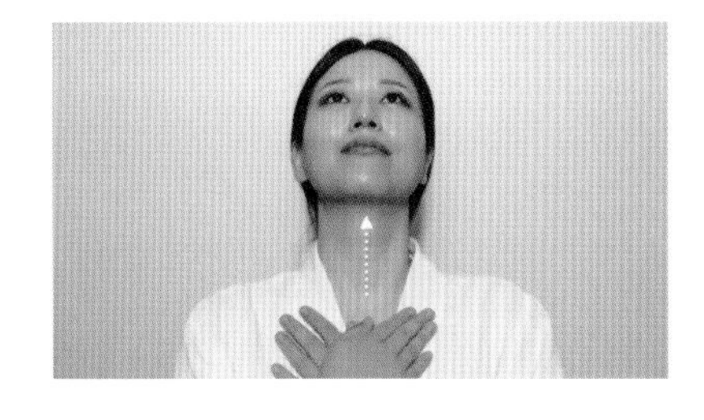

雙手交疊放在胸前，慢慢地把頭往後仰。維持30秒，舒緩頸部正面和胸部肌肉。

7
頭部往左仰 45°

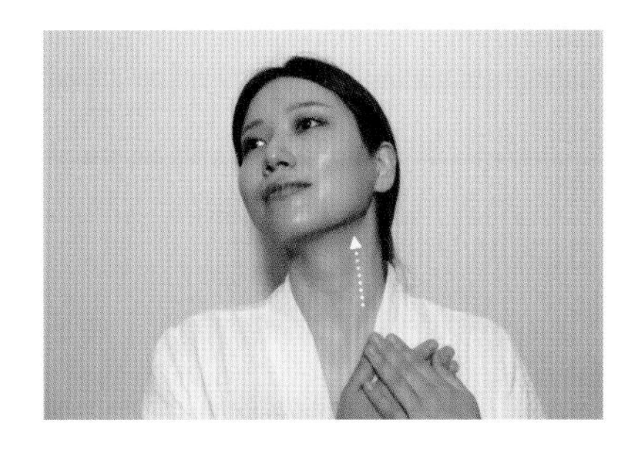

雙手交疊放在胸前，把頭稍微往左轉之後，慢慢地往上仰。維持30秒，就可以舒緩頸部右側。

8
頭部往右仰 45°

雙手交疊放在胸前，把頭稍微往右轉之後，慢慢地往上仰。維持30秒，就可以舒緩頭部左側。

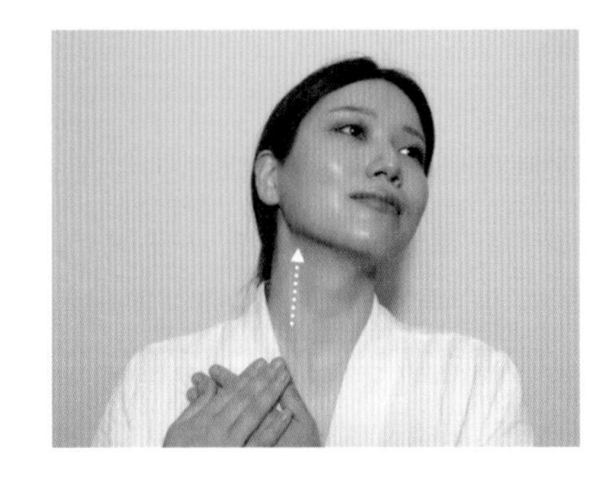

最後收尾

1
揉捏斜方肌

兩側的斜方肌分別揉捏10次，可以舒緩肌肉和促進血液循環。

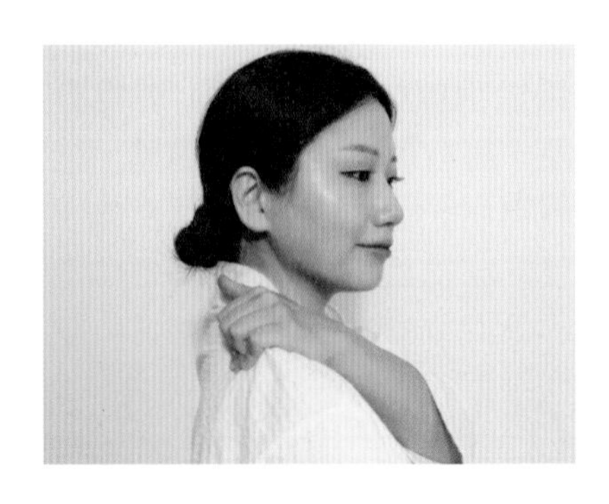

2
回轉頭部

頭部輕輕轉圈，可以舒緩頸部的肌肉。左右兩邊各別轉5次，就完成所有伸展。

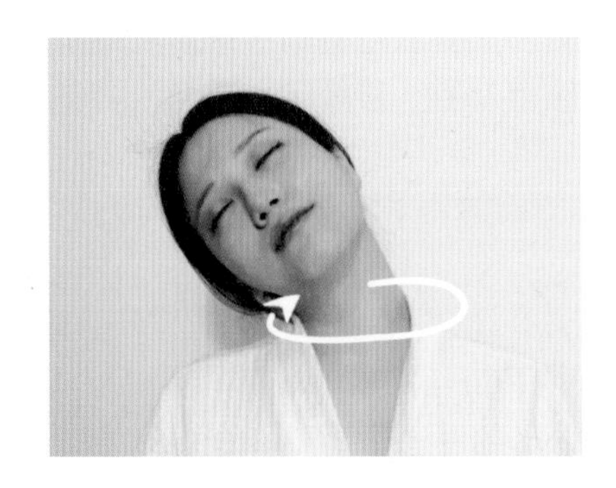

熱身第二階段：按摩鎖骨上方

1
按壓胸部正中間

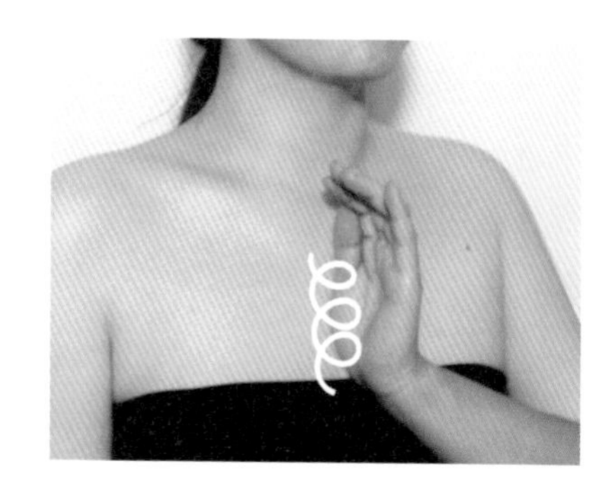

把手立起來放在胸前，用畫圓的方式，按壓分布在胸正中間的多處穴道，約30秒。這個動作可以促進前胸的血液循環和舒緩緊縮的肌肉。

2
從前胸往腋窩方向往下推

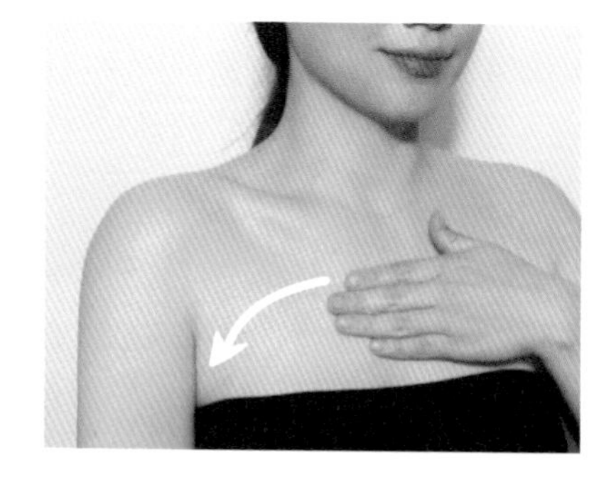

用左手掌從前胸正中間往下，右側腋窩方向推壓。重複8次，可以促進鎖骨下面的淋巴循環和排除老廢物質。

▶ 另一邊也用相同動作按摩。

3
從頸部往腋窩方向往下推

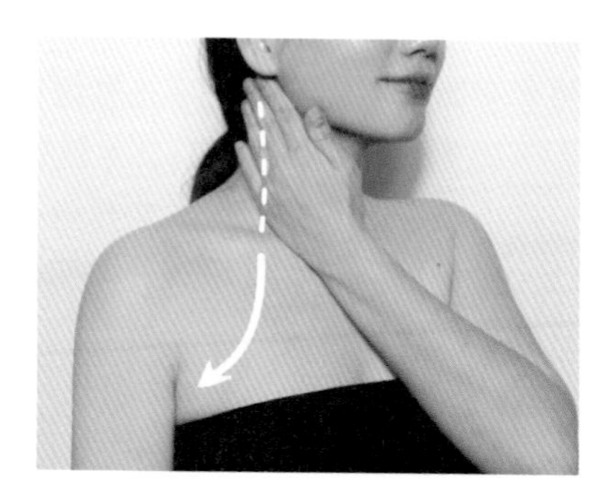

合併左手的四根手指，貼著右耳後，經過鎖骨往腋窩方向推。重複8次，可以促進頸部的淋巴循環和排除老廢物質。

▶ 另一邊也用相同動作按摩。

4 推壓腋窩

8 次／左右

合併左手的四根手指，貼著右邊的腋窩往下推。這個動作可以把囤積在腋窩的老廢物質再次排得更乾淨。

▶ 另一邊也用相同動作按摩。

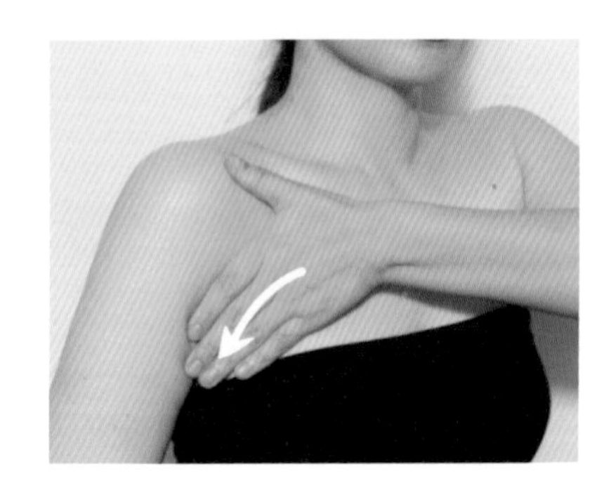

5 揉捏腋窩

10 次／左右

用左手深深地抓起右邊的腋窩，輕輕地揉捏。這裡是連接淋巴結的部位。為了促進老廢物質排除，可以隨時揉捏。

▶ 另一邊也用相同動作按摩。

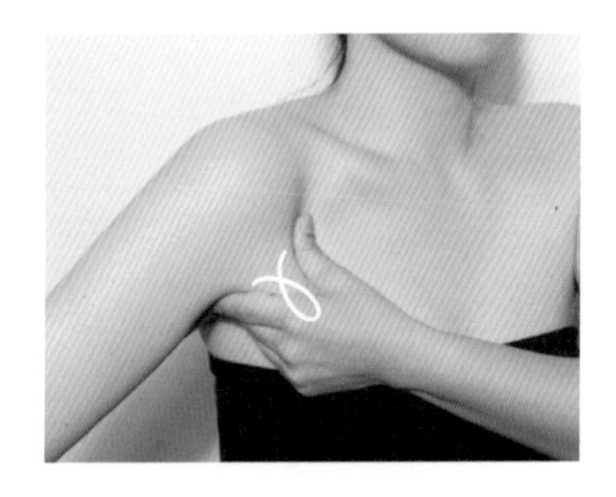

6 從頸部往腋窩方向往下推

20 次／左右

將手掌微微弓起，把左手指聚攏在一起之後，輕輕地拍打腋窩20次。就像要溫柔拍打小孩屁股般的力道，能充分刺激淋巴結。在日常生活中，隨時做這個動作可以幫助排除老廢物質。

▶ 另一邊也用相同動作按摩。

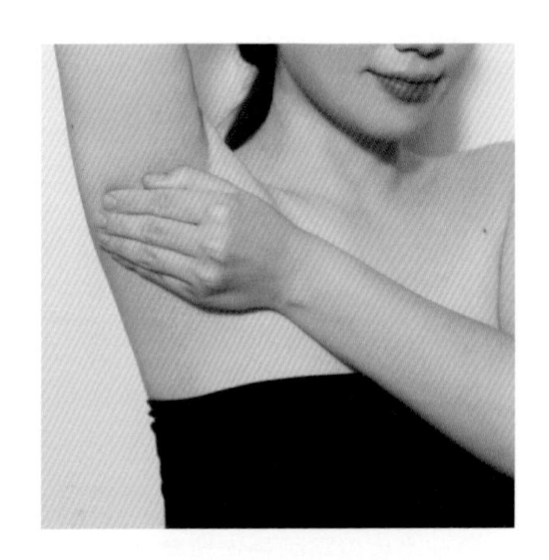

熱身第三階段：按摩頭皮

1 按摩頭皮兩側（顳肌）

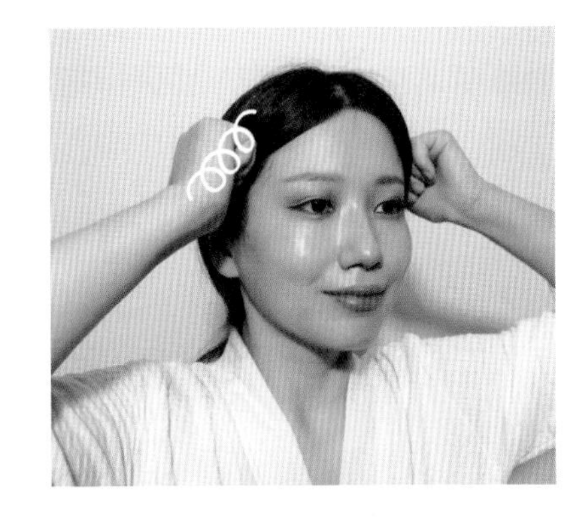

雙手握起拳頭後，用指關節按摩顳肌30秒。用畫圓的方式按壓面積較廣的顳肌，此區塊的肌肉會感受到爽快的痛感。這個動作可以促進血液循環和放鬆連接臉部的肌肉。

2 按摩頭皮上方（正中間）

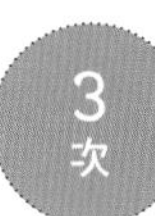

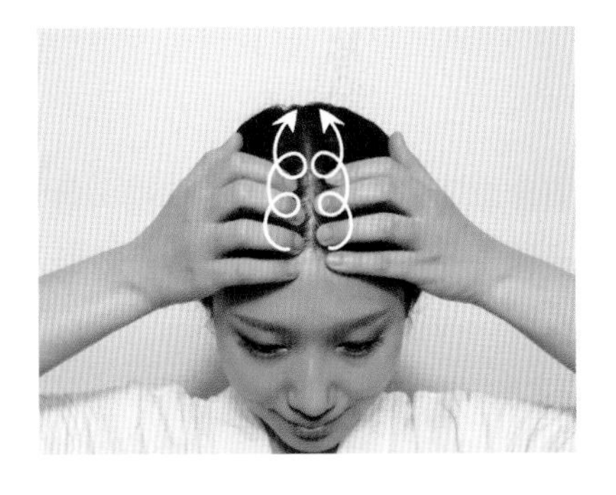

以頭皮正中間為基準，把頭髮中分之後，順著髮際線慢慢地用畫圓方式按壓。重複3次，不僅刺激了穴道還可以舒緩肌肉。

3 按摩頭皮上方（正中間的兩側）

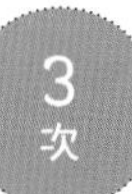

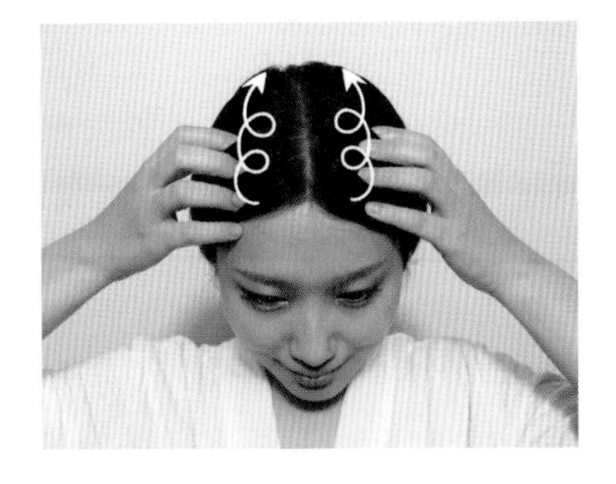

以頭皮正中間為基準，往兩側約3cm的位置，同前一步驟相同的方式按壓。重複3次，不僅可以刺激穴道還能舒緩肌肉。

4
按摩髮際線

3次

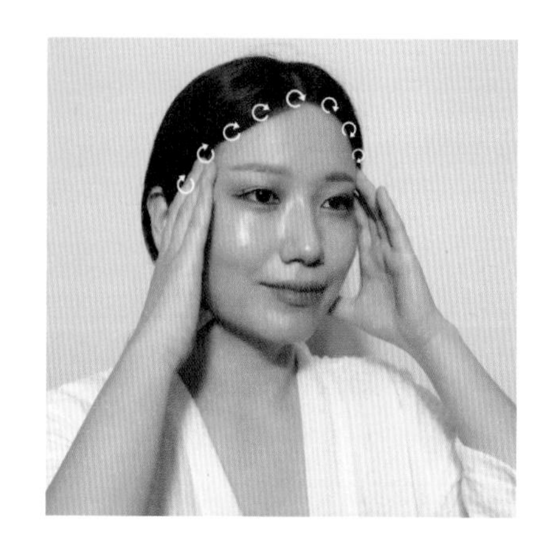

髮際線上有許多穴道。將大拇指放在耳朵下面，用中指和小指用畫小圓的方式，順著髮際線按壓。如果髮際線上的肌肉相當緊繃，會讓額頭和眼角的皮膚下垂。同一個位置至少要畫3次圓，然後慢慢地從最上面的位置按壓到耳朵前面，重複3次。

5
把髮際線往兩側拉

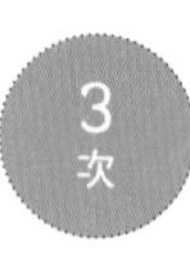

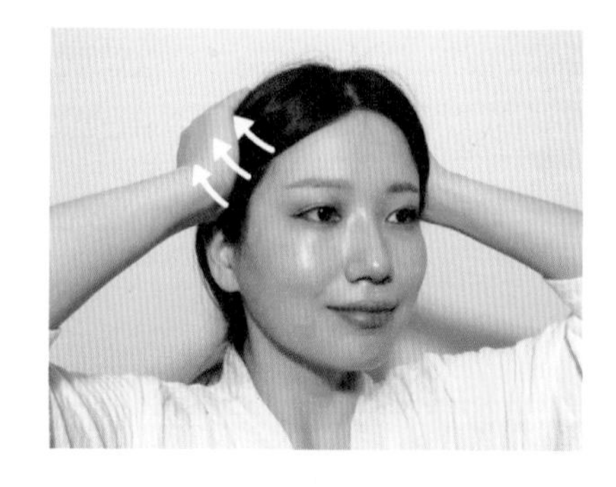

用手掌緊貼著髮際線的部位，往兩側的後方拉3次。這個動作可以促進血液循環和幫助眼角往上拉提。

6
把耳輪往後拉

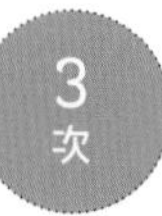

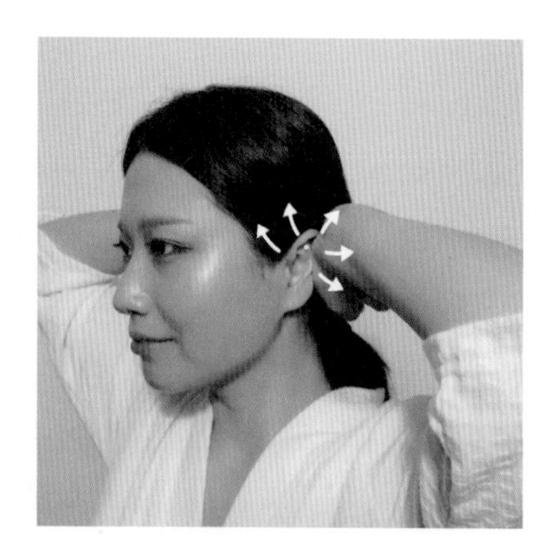

用手掌的底部（手腕）緊貼著耳後，將耳輪的肌肉輕輕往外拉。同一個位置重複拉3次，大致分成4～5個區域按摩。這個動作可以促進血液循環和幫助下顎線條往上拉提。

7
按摩後腦勺

30
秒 / 左右

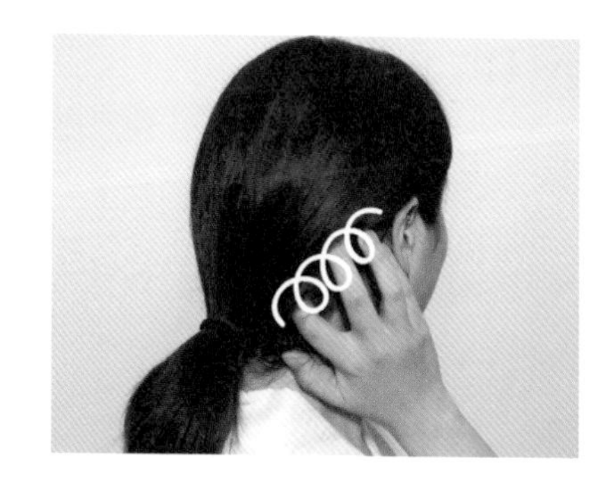

將指頭貼在後腦勺上，用畫圓的方式按摩穴道和肌肉。這個動作可以促進血液循環和幫助下顎線條往上拉提。

▶ 另一邊也用相同動作按摩。

8
指壓風池穴

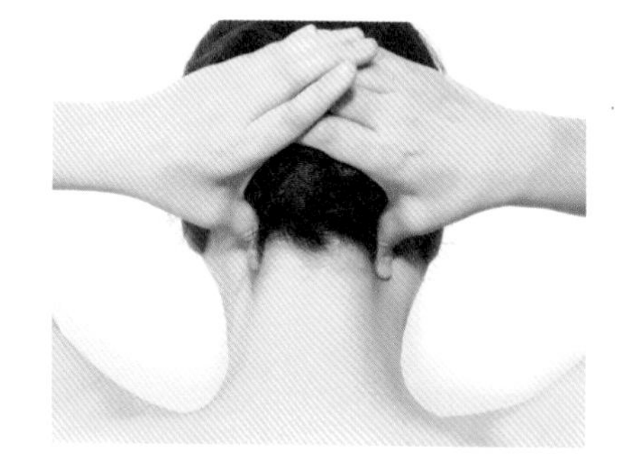

後腦勺和脖子中間凹陷下去的部位是風池穴，也是上斜方肌所在部位。在這裡用力按壓10秒左右，就能舒緩肌肉和促進血液循環。

9
按摩脖子後側

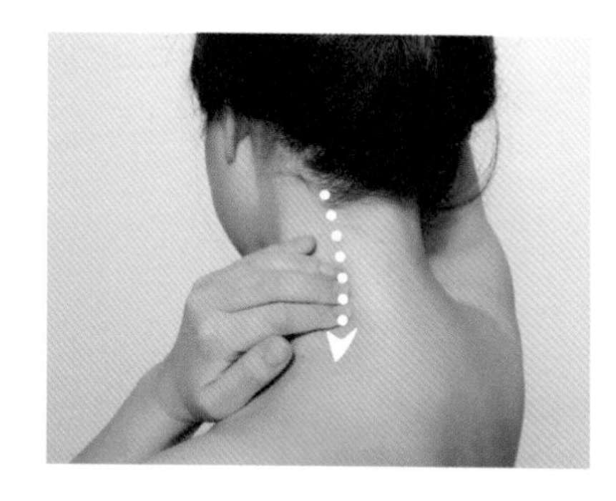

從風池穴開始往下推壓上斜方肌。比起同時用雙手推壓兩側，先用單手推壓，可以更有效地刺激肌肉。

▶ 另一邊也用相同動作按摩。

\\ TIPS //

前面介紹的伸展、鎖骨上方按摩、頭皮按摩三種熱身方式，都可以促進血液循環、淋巴循環和肌肉放鬆。因此可以提高按摩的效果（提亮肌膚、消除浮腫、緊緻肌膚）。做完以上三個階段所需時間不過 10 分鐘，也不會感到有負擔。

如果太累或太忙，實在連 10 分鐘也抽不出來的話，至少要做完第一階段的伸展。只要放鬆了頸部肌肉，就可以很自然地刺激淋巴結和促進體液循環。

▶ 掃描以下的QR CODE，可以邊看我的影片邊熟悉以上的熱身按摩動作和原理。書中主要是介紹可以容易學會的動作。

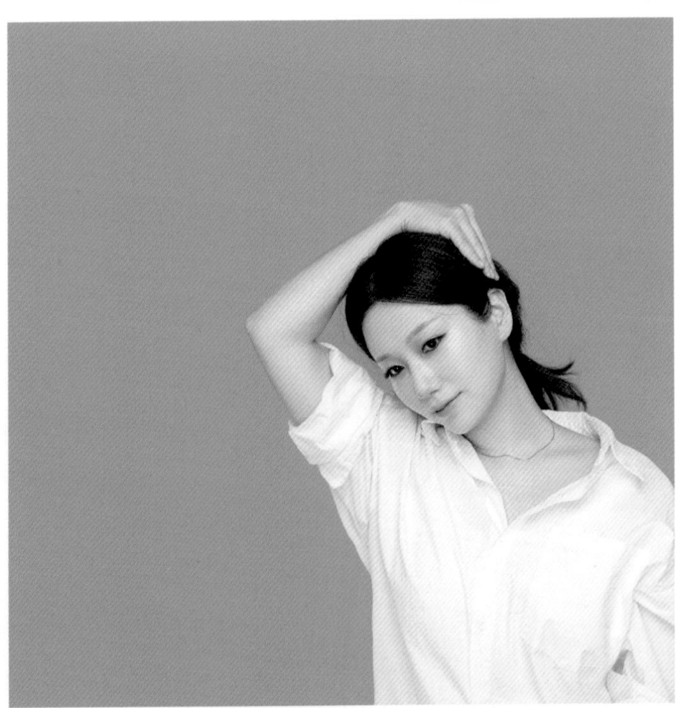

Plus tip 認識刮痧道具

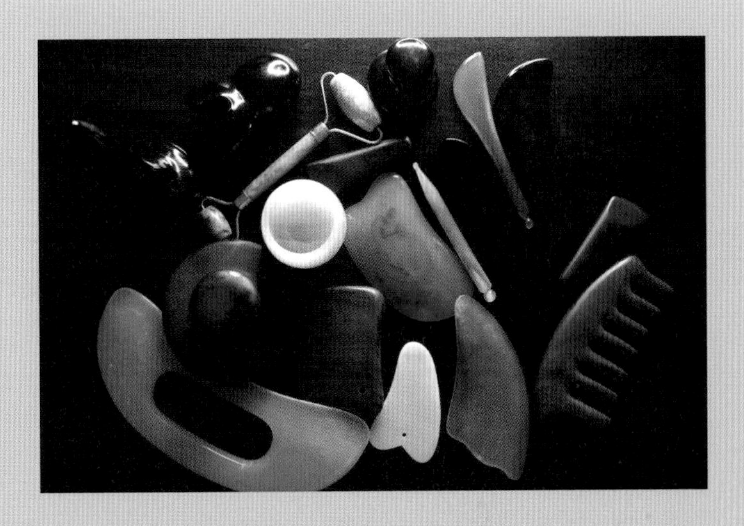

YouTube 上有許多關於刮痧的影片，也有許多人留言想瞭解到底刮痧是什麼，以及該如何選擇哪種刮痧道具。所謂的「痧」，原本是指霍亂這種「會出現嘔吐和頭昏的疾病」。因此，「刮痧」的意思是「刮掉病毒」，將肌膚表層疾病刮掉的中國傳統民俗療法。刮痧主張根據人體經絡上神經或肌肉痛的部位進行刺激，可以排出毒素。刮痧原本的目的，只在身體部位上進行刮痧，但是隨著肌膚美容的盛行，在臉部進行按摩的同時，也開始使用刮痧道具。不過，刮痧效果在西洋醫學上始終還沒有得到科學認證，使用時要多加注意。在刮痧過程中如果太過用力，反而會造成瘀血或破壞肌膚表皮，進而導致細菌感染等問題。這些都是事前必須留意的注意事項。

刮痧時如果覺得用手不方便，或是不喜歡手掌的微熱感，可使用道具替代。不過刮痧道具的材質都偏硬，按摩時不可能像手一樣溫和，也無法像手一樣能碰觸到每一寸肌膚。使用的刮痧道具太過銳利，會對肌膚造成刺激，導致肌膚發燙或出現嚴重的紅斑。因此，建議只使用刮痧專用道具或外型較厚、圓潤的工具按摩穴道。刮痧道具非常多樣，請根據不同的體質和身體狀態來選擇。

1.扁型刮痧道具

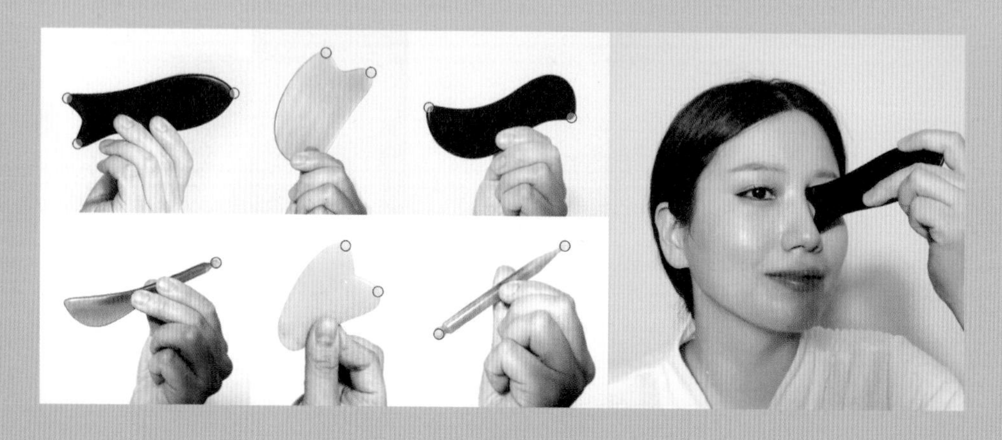

邊角

不論是哪種刮痧道具，邊角的單點部位都非常適合按壓穴道，特別適合用來按壓眼睛周圍。如果是眼睛周圍以外的其他穴道，則建議用手指來進行按壓會更有感覺。

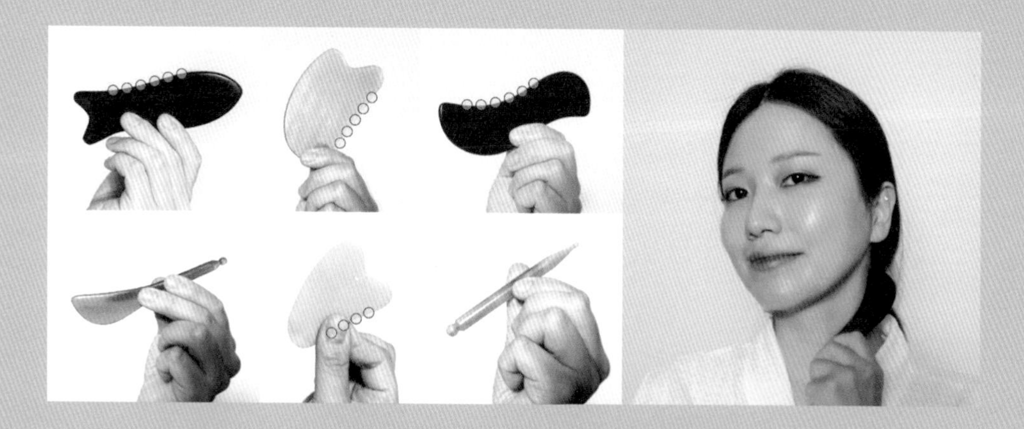

凹下去的那一面

扁型刮痧道具上凹下去的那面，適合用來刮下顎線，可以順著下顎線刮到鬢角；或是順著頸部刮到鎖骨上方促進頸部的淋巴循環。如果太用力的話，有可能會出現瘀血、破壞肌膚表皮或出現紅斑等問題，所以一定要輕輕地刮。

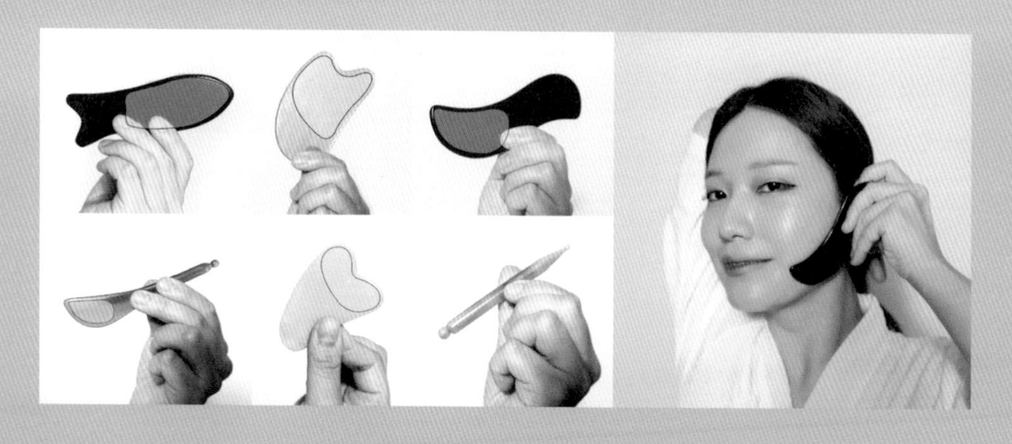

平面

扁型刮痧道具的平面靠在皮膚時，可以像用手掌那樣推。此時建議選擇玉質、塑膠、黃銅、大理石等，較為溫和的材質。牛角刮痧道具使用久了之後，表面會變得粗糙，對肌膚會太過刺激。不論是哪種刮痧道具，平常保管時就要注意不要出現刮痕。扁型刮痧道具價格較為便宜，非常適合入門使用。不過扁型道具不太適合手握，對肌膚又比較刺激，如果真的想買來收藏，建議挑選面積較大、有較厚鈍面方便手握的商品。

2.手握型石器刮痧道具

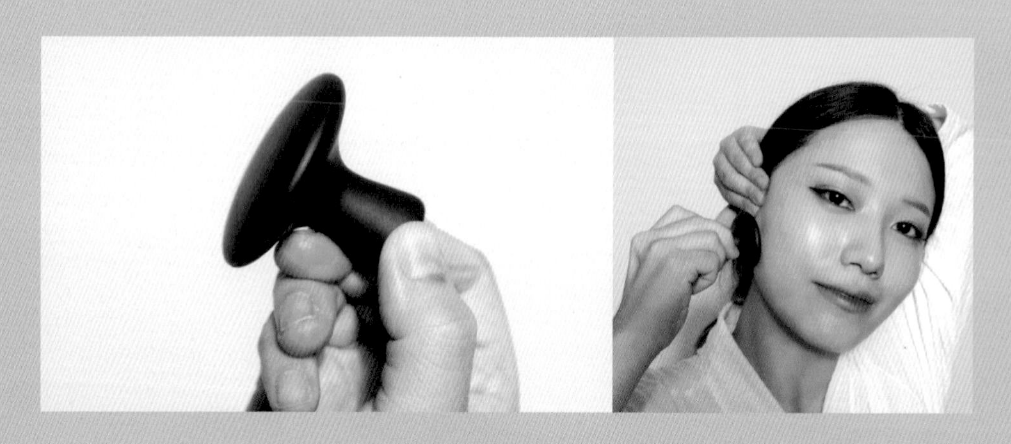

手握型石器刮痧道具有分各種大小。體積小的可以像熨衣服般，在臉部各處輕輕按壓；體積大的則可用於大面積部位。特別是頸部後面的肌肉，就很適合用大的道具來舒緩。石器本身具備冰涼感，若覺得用手部太熱，就非常推薦這類材質。冬天可能就不會想用冰冷的石器來按摩頸部或鎖骨上方。此時可以先將石器浸泡在熱水中約 1 分鐘，待石器稍微降溫後再使用。雖然石器本身材質是較為冰冷的，但是也可以長時間保存熱氣，所以在冬天可以溫熱石器後再按摩。

3.玉杯刮痧道具

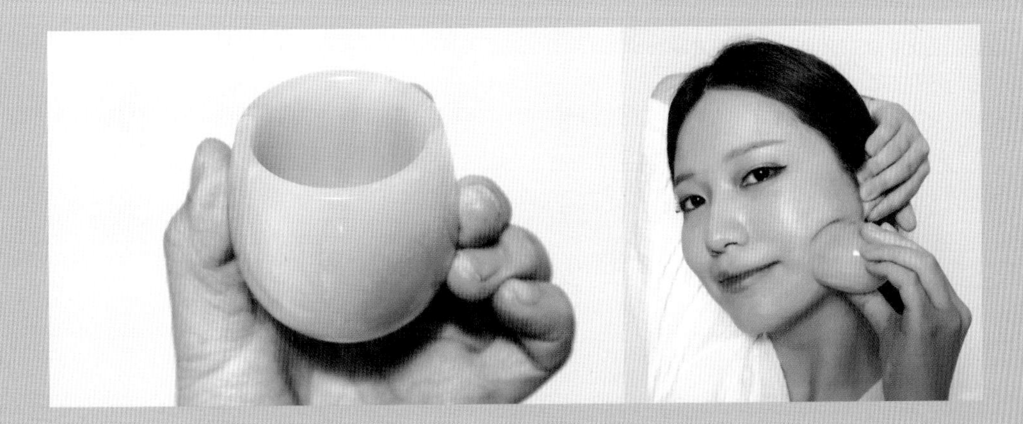

玉杯也跟石器一樣屬於冰冷材質，同時又能保存熱氣。把玉杯浸泡在熱水中 1 分鐘後，確定杯底的溫度適中，就能用來按摩鎖骨上方。用杯底或杯口溫和地推壓鎖骨上方和頸部的淋巴結，玉杯的杯口也可以緊貼著下顎線推壓到鬢角，杯口會稍微吸起肌膚，這個動作能促進肌膚恢復彈性。

Plus tip

過得更加健康美麗的生活習慣

減肥時除了運動，飲食也同樣重要，按摩也是如此。持續有規律地按摩當然重要，不過平時的生活和飲食習慣等，也會給臉型帶來不小的影響。在透過按摩改變臉型或形象之前，要不要先藉由以下問題，來確認自己的生活習慣是否沒問題呢？

- 一天的飲水量不足 1.5 ～ 2L。（O/X）
- 喜歡吃重鹹或重口味的食物。（O/X）
- 有咬指甲的習慣或喜歡有嚼勁與口感硬的食物。（O/X）
- 經常做大量流汗或過度激烈的運動。（O/X）
- 睡覺時，習慣趴著或側躺。（O/X）
- 平時習慣長時間的低著頭。（O/X）
- 平時有翹腳或托著下巴的習慣。（O/X）
- 喜歡喝酒和抽菸。（O/X）

如果以上習慣你的答案都是「O」，就從今天開始一件件、循序漸進地改善。接著，將介紹一些良好的生活習慣。

1 用餐時，要用兩邊牙齒垂直咀嚼，養成正確的睡姿。

如果你有嚴重臉型不對稱的困擾，可以檢查是否有以下幾個習慣。

第一，不自覺地習慣用某一邊來咀嚼；第二，趴著睡；第三，經常托下巴。臉型不對稱的人通常都會有一、兩個以上習慣。

只用某一邊臉頰咀嚼時，雖然會使那一邊的咀嚼肌更為發達，但同時也讓另一邊的嘴角更往上揚，以致出現眼角不對稱。咀嚼時會同時啟動頭腦兩側的顳肌和下巴咀嚼肌，顳肌運動又會同時帶動眼角周圍的肌肉。下巴不對稱不僅不美觀，後續還可能會引發每次開口時，都會發出「咔咔」聲響的顳顎關節障礙。為了顳顎關節的健康和對稱的臉型，咀嚼食物時要讓嘴巴兩側均衡地咀嚼。睡覺時頭朝著天花板仰躺，也能預防臉型不對稱繼續惡化。如果你現在的臉型已經很明顯看出不對稱，就要透過努力按摩來舒緩肌肉，盡可能恢復對稱的臉型。按摩時，多花點時間刺激和舒緩有問題的那側肌肉。例如，為了舒緩咀嚼肌做滾壓式按摩，先兩邊各做 1 分鐘之後，肌肉較大塊的那一側要多做 30 秒。如果某一邊的眼角上揚，就要將肌肉朝下按摩，而另一邊的眼角則要做向上按摩。像這樣兩側做不同方向的按摩，就可以慢慢地改善不對稱的狀況。

2 喝咖啡或酒之後，要飲用兩倍以上的水。

為了促進體內排出老廢物質和新陳代謝，每天要喝 1.5 ～ 2L 以上的水已經是眾所皆知的事情。但是一整天只喝水的話，實在有點難受，所以我們偶爾也會喝咖啡或茶。喝了咖啡、紅茶、綠茶等含有咖啡因的飲品之後，會產生利尿作用，讓人體排出大量的水分。含有咖啡因的巧克力、可樂、能量飲料也都有相同缺點。因此，在喝或吃完含有咖啡因的食物後，最好主動在一小時內喝比平時還要多的水。如果喝了一杯咖啡，就要在一個小時內喝 500ml 以上的水。這是為了當身體排出一杯咖啡的水量之後，體內還能儲存足夠量的水。

當皮膚細胞的水分不足，細胞就會慢慢乾枯，血液和淋巴液的流動自然會變得遲緩。如此一來，排出老廢物質的速度自然也會下降。飲酒也是相同道理，喝酒之後喉嚨會感到口渴，排尿也會變得更頻繁，這是因為酒精分泌出利尿激素。喝酒當天或隔天，皮膚會感到乾燥就是利尿引發的輕微脫水症狀。當食用含有「咖啡因或酒精」這兩種成分的東西之後，必須有意識地大量喝水，才能預防皮膚變得乾燥。

3 避開含有鈉的食物。

人體內的鈉含量約是體重的 0.15%，它可以適度地調整人體的水分含量和血壓。但是當體內的鈉含量過多時，就會吸附過多的水，導致水分無法排出體外。皮膚層中也會發生相同現象。組織液內的鈉吸附太多水分時，由於滲透壓現象，皮膚細胞會自行排出水分。這樣一來，細胞本身就會變得乾癟，但細胞和組織液之間卻有過多水分，於是會讓我們感到身體浮腫。此時，人會容易感到口渴而喝很多水，但是剛喝進去的水卻無法排出體外。因此，當吃了重鹹食物之後即使喝入大量水，由於鈉會吸附水分，也無法馬上排出體外，只會長時間停留在體內。

如果早晨起床後發現皮膚浮腫，反而應該喝咖啡利尿幫助排出水分，接著再喝進大量的水來預防脫水。如果時間充足，還可以做做伸展或臉部按摩。促進淋巴循環之後，可以加快停滯在體內的水分和老廢物質排出，這樣就能讓臉部快速消腫。如果沒有時間按摩，只是按壓臉部、頸部和鎖骨周圍的穴道，也能幫助消腫。穴道被刺激之後，會促進血液循環，血管旁邊的淋巴管自然會受到刺激，進而加快排出老廢物質。

世界衛生組織（WHO）建議成人每日鈉的攝取量是 2,000mg（ 鹽巴約 5g），鈉攝取量過少時也會發生其他副作用，因此仍需適量攝取。

4 養成嘴巴緊閉，舌頭貼著上顎，用鼻子呼吸的習慣。

很多人都知道，如果幼兒時期養成用嘴巴呼吸習慣，就會形成「腺樣體臉」，也就是齒列不整齊、唇厚而上翹的臉型。即使從青少年開始改用鼻腔呼吸也難以改變臉型，但若是持續用嘴巴呼吸可能會有許多副作用。最具代表性的，就是從嘴巴入侵的病毒會在扁桃腺先被阻擋，但若是免疫力較差，就很有可能引發扁桃腺發炎、咽喉炎等相關症狀。我是在 20 多歲時，做了扁桃腺摘除手術後，為了預防病毒感染才特意養成這個習慣。睡眠時間也以鼻子呼吸的習慣，已維持 10 年以上。

用鼻子呼吸時，會有一點不透氣的感覺，但是鼻毛就像過濾器一樣，可在某種程度上阻擋病毒入侵到呼吸器官。如果病毒和細菌入侵到呼吸器官，不僅危害健康，萬一跟皮膚組織中囤積的老廢物質結合在一起，有可能會反過來攻擊皮膚細胞，進而引發浮腫。如果因為鼻炎、鼻竇炎等，導致難以用鼻腔呼吸，就要常常按壓鼻子周圍的穴道來促進體液循環。雖然很難馬上改掉長久以來的習慣，也還是要透過刺激穴道和鼻腔呼吸，保護呼吸器官和維持皮膚的健康。

5 遠離讓臉部發熱的生活習慣。（三溫暖、過度運動、飲酒、抽菸等）

當真皮層中的毛細血管無法收縮，始終處於擴張狀態的話，就會慢慢出現潮紅現象。毛細血管之所以會擴張，是因為血液循環的量增加。而促進血液循環的原因，包含運動、高溫的環境、情緒高漲、飲酒、抽菸、摩擦等，按摩也會促進血液循環。按摩時可以幫助身體排出老廢物質，但如果按摩之後沒有用濕冷毛巾來處理，也有可能成為潮紅的原因。因此，要養成使用濕冷毛巾的習慣。

人在幼兒時期血管擴張之後，能快速的再次恢復到原本狀態。但是隨著年齡增長，由平滑肌組成的血管壁會逐漸老化，因此臉部的毛細血管無法正常收縮且持續擴張時，皮膚就會看起來很紅，或是可以清楚地看到臉上的血管。假如持續惡化，臉部便會紅到發熱、發燙。如果放任這種情況發生而不處理，血管內就會發炎，最終引發皮膚疾病。經常聽到的「酒糟鼻」也被稱為「紅鼻病」，主要發生在臉部中央，特別是突出的蘋果肌、鼻子、下巴、額頭等部位，會持續泛紅，嚴重時甚至會發炎。前面提到的抽菸、飲酒、頻繁進出三溫暖、高強度運動及酷暑下的戶外運動等，都會讓血管擴張，甚至引起發炎和潮紅惡化。

如果是有臉部潮紅問題的人，最好遠離這些活動，但若是真的得接觸這些活動，一定要做好事後處理。用冷水沖洗臉部，或是敷上有冰冷感的面膜快速降溫。用濕冷毛巾在臉上冰敷 1 ～ 2 分鐘，也是很好的方法。

6 不要經常使用化妝棉擦拭皮膚。

表皮上並沒有類似血液、淋巴液或組織液等體液。也就是說，沒有水分。因此，表皮原本就是乾燥的，臉部肌膚會拉扯或裂開都是自然現象。為了改善這個問題，才會慢慢出現幫助表皮保濕的保養品。表皮的各層都有稱為 NMF（Natural Moisturizing Factors）的天然保濕因子。NMF 的角色，是把水分從真皮層帶到表皮層。健康的肌膚應該是各層都擁有著足夠的 NMF，可以改善表皮的乾燥問題。不過，如果過度去角質或每天習慣使用化妝棉擦拭肌膚，NMF 也會隨之被帶走，進而讓表皮失去保濕的能力。因此，要減少使用化妝棉擦拭的頻率，也不建議太常去角質。皮膚保濕能力下降的話，就會變得乾燥，不只會讓皮膚變得更加敏感，也更加容易長出皺紋。

可以將角質想像是用磚頭堆疊了 15 ～ 20 層的防護屏障，磚頭跟磚頭之間的縫隙由水泥填滿，而在皮膚中扮演這個角色的就是脂質（油分）。脂質幫助蛋白質這類角質堅固地堆疊起來，成為皮膚的屏障。牢固的角質成為皮膚的保護網之後，就能夠預防細菌的入侵和皮膚內的水分蒸發。如果一週去角質超過一次以上，就有可能會破壞這個保護網。當然每個人的膚質狀況不同，結果也會有所不同。油性肌膚因為皮脂分泌量大，會容易阻塞毛細孔的角質，當皮脂和細菌混合之後，就容易長出青春痘，因此需要一週進行一次去角質。若是乾性肌膚，因為需要皮脂保護網的關係，1 ～ 2 週做一次去角質即可，或者只針對皮脂量分泌較大的 T 字部位去角質即可。

如果每 1 ～ 3 天會定期做一次按摩，就能好好整理肌膚的狀態。因為塗抹乳霜或護膚油能夠軟化角質，在按摩時透過按壓等方式，可以把角質推出去。最後使用濕冷毛巾擦拭，那些多餘的角質就會自然被清潔掉。如果常常按摩，就可避免特別進行去角質。

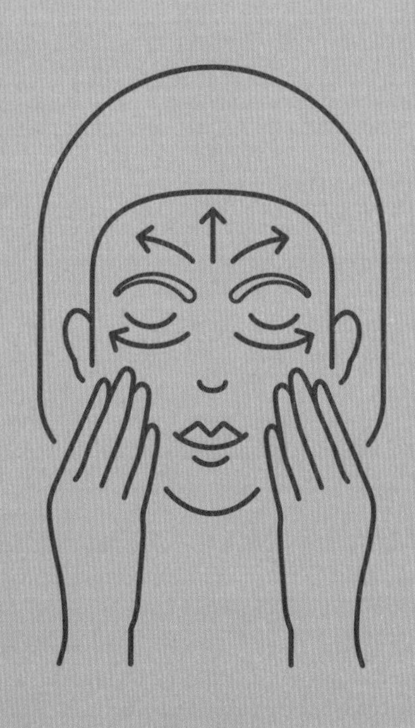

CHAPTER
3

不同煩惱的
專屬經絡按摩方法

如果你不知道該從哪裡開始進行經絡按摩，可以選擇從改善自己的不足之處開始按摩。最重要的是持之以恆。只要簡單地想成在日常生活中多培養一個好習慣而已，然後持續維持下去。

▶透過QR CODE觀看教學影片，熟悉按摩的具體動作和原理。本書主要是介紹馬上就能跟著做的簡單動作。大家一開始可以先觀看影片學習，養成習慣後，即可參照著書一起做。

開始按摩前的
小・知・識

找到屬於自己的經絡按摩模式

固定模式

每天30分鐘

如果想要每天認真管理，期待達到最佳效果，推薦持續進行以下的模式。只要每天投資 30 分鐘做經絡按摩，就能明顯改善臉部問題、消除浮腫以及提高肌膚彈性。

1　3 組熱身按摩（P.70 ～ 77 ／約 10 分鐘）

依序做頸部伸展、鎖骨上方按摩和頭皮按摩。

2　8 分鐘全臉經絡按摩（P.158 ／約 8 分鐘）

完成熱身按摩之後，接著做 8 分鐘的全臉經絡按摩，促進全臉的體液循環以及提高肌膚拉提效果。這套按摩也可以每天單獨做，只要持之以恆，就能讓臉部肌膚緊緻和預防浮腫。

3 針對不同煩惱進行的按摩，每天至少做兩組（P.98～154／每組 5 分鐘以上）

如果選擇的按摩正好與前面的 8 分鐘全臉按摩有重複動作，多做幾次對肌膚和手腕也不會有太大影響。先做 8 分鐘全臉經絡按摩可以放鬆全臉肌肉，再針對自己不同的問題點，多選擇兩組按摩就會有錦上添花的效果。

4 收尾

用濕冷毛巾擦掉多餘油分和老廢物質後，再擦上基礎保養品。

▶如果每週都搭配筋膜按摩（P.00）來強化，會讓按摩效果更佳。當天若有做筋膜按摩，就可以省略8分鐘全臉按摩。完成筋膜按摩後，可依據自己當天的情況，按摩需要重點改善的兩個部位。

努力型模式

2~3天
20~30分鐘

如果時間不夠或覺得每天按摩太麻煩，至少也不要間隔超過 3 天。經絡按摩的強度並沒有很強，因此要常常進行才能抵抗皮膚老化。如果難以像固定模式全套做完，也要選擇其中某些動作來按摩。例如，熱身按摩中的三個動作中只選擇一個，局部按摩也只選擇一個；或是選擇熱身＋ 8 分鐘全臉經絡按摩也可以。當然，像這樣只挑選某些按摩來做，也必須每兩、三天就要做才能夠達到效果。

1　1 個熱身按摩（P.70 ／約 3 分鐘）

覺得太麻煩或太忙時，至少在 3 款熱身按摩中選擇 1 組來做。例如，想要重點改善下巴，就做可以促進頸部和下巴體液循環的伸展；想要減少頸部皺紋或用熱敷來紓解壓力，就可以做鎖骨上方的按摩；希望改善額頭和顴骨等部位的問題，就選擇頭皮按摩。3 款熱身按摩都完成是最好的，但可依據自己當天的狀態或心情，選擇做 1 款熱身按摩也沒問題。

2　8 分鐘全臉經絡按摩（P.158/ 約 8 分鐘）

完成熱身按摩之後，接著做 8 分鐘的全臉經絡按摩，促進全臉的體液循環以及加強肌膚的拉提效果。這套按摩也可以每天單獨進行。持續天天做的話，能讓臉部肌膚緊緻和預防浮腫。

3 針對不同煩惱做的按摩，每天做 1 ～ 2 套（P.98 ～ 154/ 每個 5 分鐘以上）

如果太忙或太累時，做完 8 分鐘全臉經絡按摩就可以結束了。但是如果根據自己不同的苦惱，針對特定部位加強按摩的話，可以更快看到按摩成果。因此在完成 8 分鐘全臉經絡按摩之後，再做 1 ～ 2 套局部按摩。

4 收尾

用濕冷毛巾擦掉多餘油分和老廢物質後，再擦基礎保養品。

▶如果每週都搭配筋膜按摩（P.166）來強化，會讓按摩效果更佳。當天若有做筋膜按摩，就可以省略8分鐘全臉按摩。完成筋膜按摩後，可依據自己當天的情況，按摩需要重點改善的兩個部位。

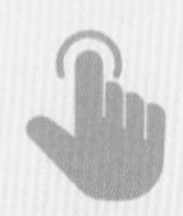

頸部老化

下半臉

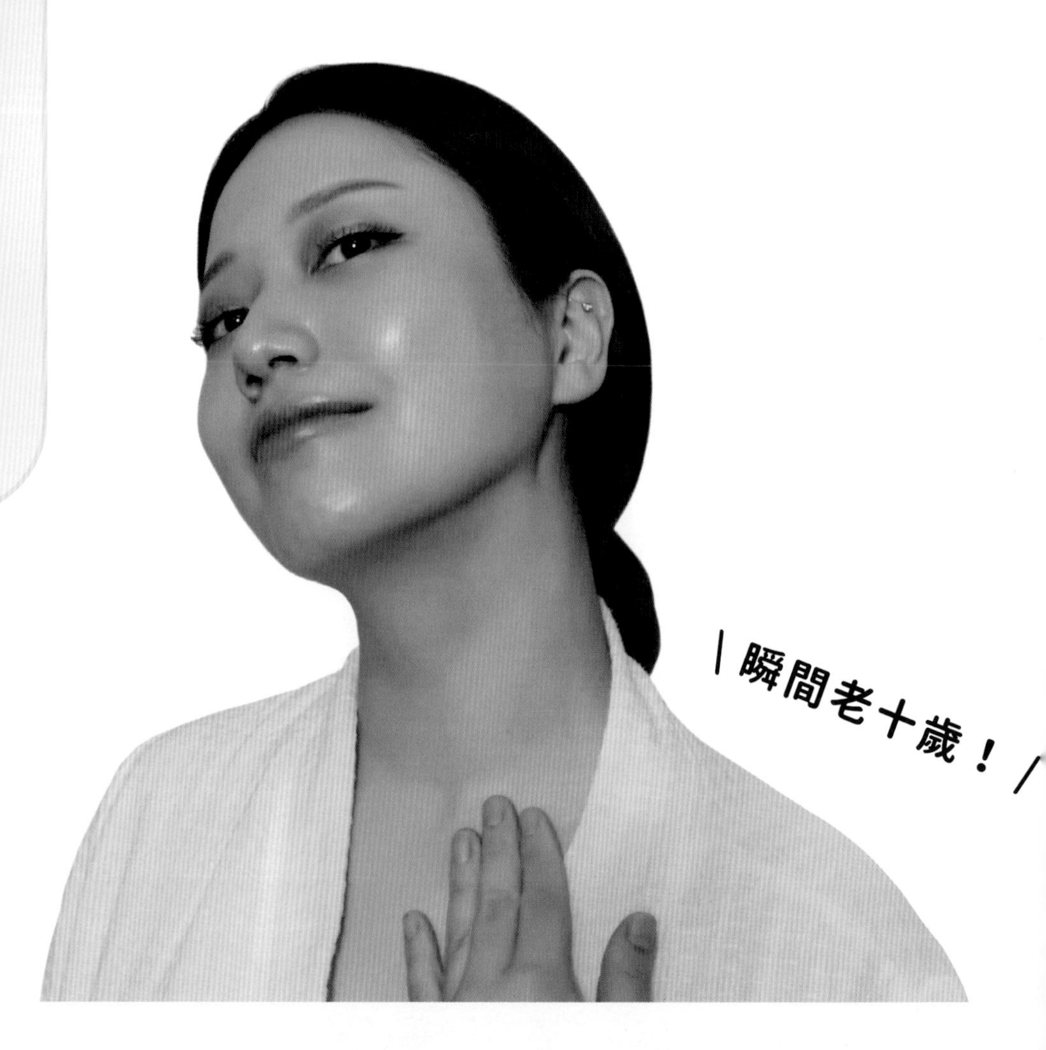

頸部皺紋變深，脖子越來越粗

影音教學示範

頸部的肌肉和骨頭，每天必須支撐著 4 ～ 5kg 重的頭部，當然會感到疲勞。除此之外，駝背、低頭看手機以及枕頭太高等習慣，也是造成頸部產生皺紋的主因。脖子可以上下左右自由地轉動，皮膚自然就會比其他身體部位更加容易鬆弛。因此，長期坐姿不良的生活習慣，很容易讓脖子產生橫向皺紋。頸部皺紋越來越深的另外一個原因，則是紫外線。紫外線入侵皮膚後會破壞膠原蛋白，頸部肌膚自然就會產生細微的皺紋。如果想要預防頸部皺紋和肌膚鬆弛，就要養成外出時擦上防曬乳或撐陽傘等習慣。

\\ CHECK POINT //

☐ 洗臉後先擦上乳霜或精油（P.64）。

☐ 如果使用刮痧道具來按摩頸部，有可能由於力量過大而破壞毛細血管。因此，建議用手按摩。

☐ 一定要先做熱身按摩的第一階段伸展（P.70）。

☐ 讓第 3 個動作雙下巴筋膜按摩，變成習慣動作（P.100）。

1
往下推壓頸部

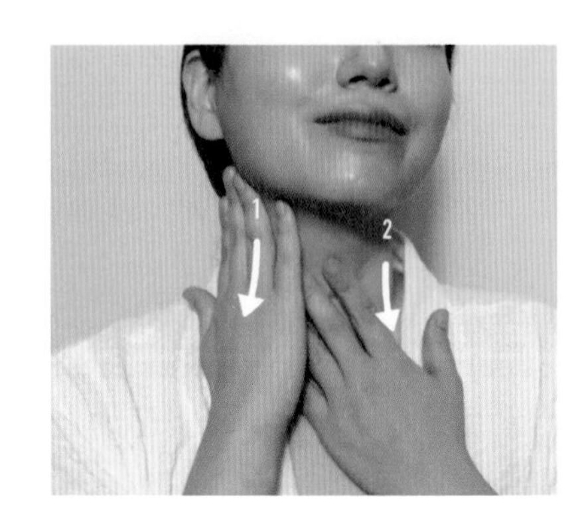

把頸部分成左右兩邊，用雙手往下推壓10次。兩邊加起來共20次，溫和推壓，就可以促進淋巴循環。

2
劃分頸部的分界線

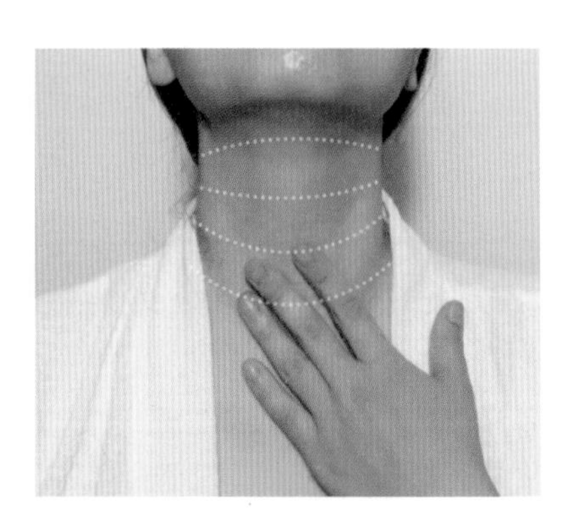

把頸部大致上劃出4等份。因爲接下來的動作是要按照由下往上的順序，順著分好的界線捏按肌膚筋膜。

3
往左按摩筋膜

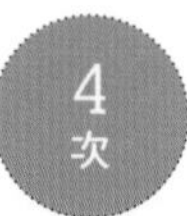

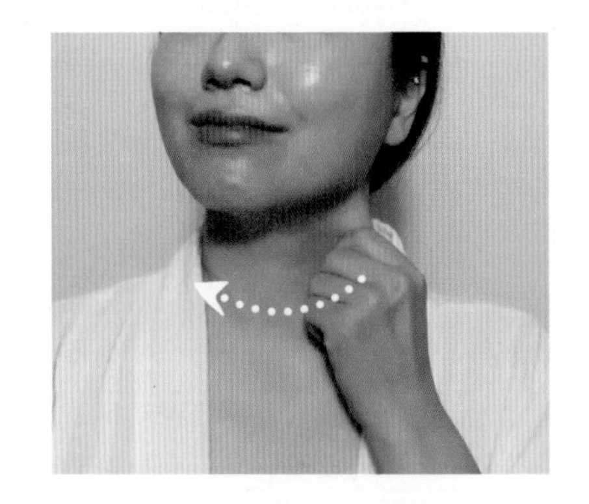

根據分好的頸部分界線，由下往上、從右往左，捏按肌膚刺激筋膜。用大拇指和食指或中指，捏著肌膚往旁邊拉的動作就是筋膜按摩。注意，不要用指甲捏才不會傷到肌膚。

4
往右按摩筋膜

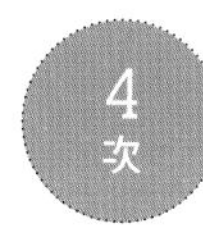

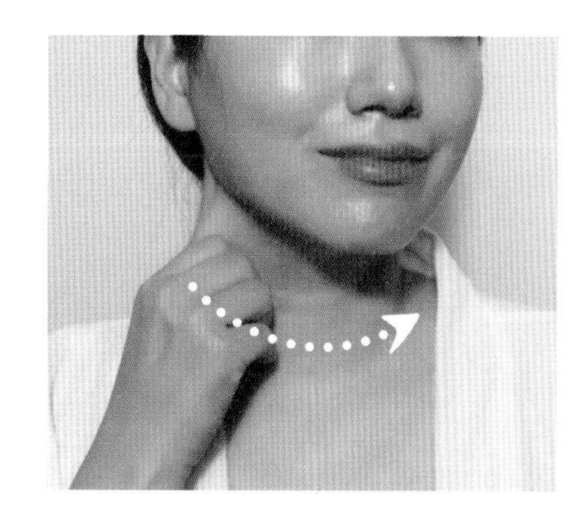

前面的動作是往左拉，這次是用相同的動作根據分界線往右拉。像這樣依序往上，共拉4次。

5
往上推壓頸部

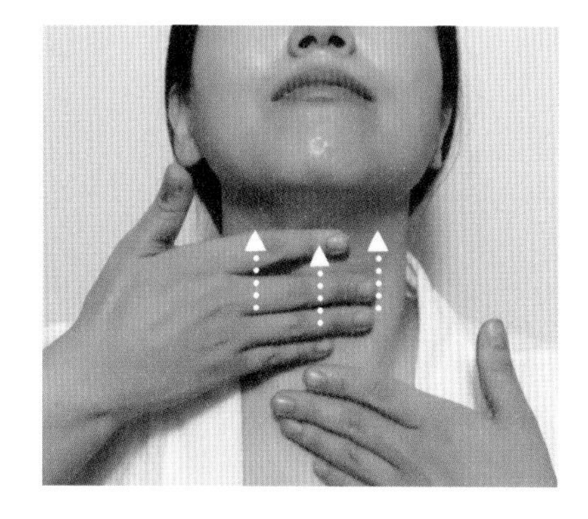

把頸部根據縱向分成三等份之後，用雙手往上推壓。每個部位用雙手快速往上推壓10次，一共30次。

▶ 按摩之後，記得使用濕毛巾清潔（P.65）。

下巴鬆弛

下半臉

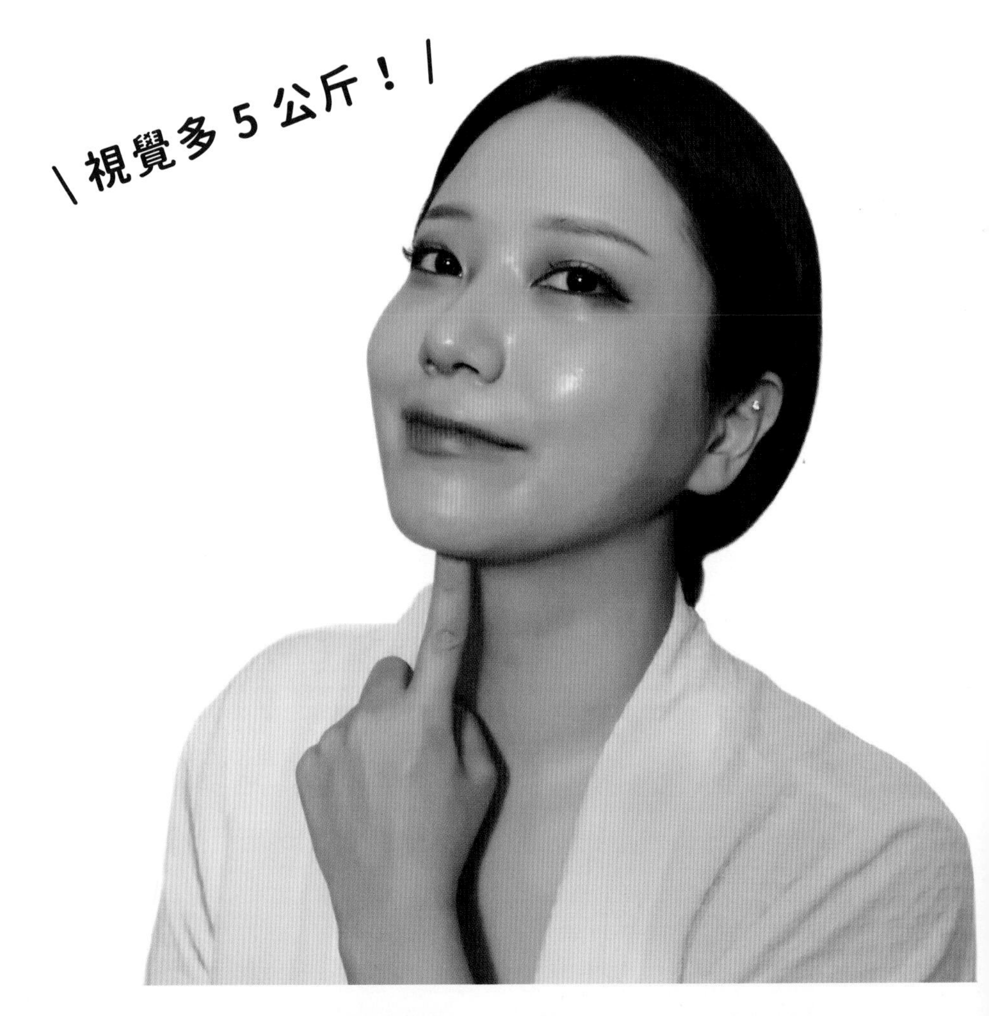

因爲雙下巴的關係，看起來很遲鈍

影音教學示範

下巴有很大的空間堆積脂肪，當脂肪堆積過多時，因為重力的關係就會往下沉，形成雙下巴。在脂肪細胞中有一種名為組織液的體液，當脂肪越多，這種組織液的數量自然也會增加。由於組織液中沒有淋巴管，所以老廢物質就會殘留在內。老廢物質持續囤積，雙下巴就會越來越明顯，用手去摸雙下巴，會摸到軟軟的脂肪。當然可以透過注射藥物、超音波、高頻波的醫療器材來分解脂肪。不過藉由持續的按摩，也可以排出組織液中的老廢物質，進而大幅改善雙下巴的問題。首先，脂肪層的老廢物質必須先推到淋巴結，然後刺激皮膚層和筋膜層來對抗地心引力，就能幫助肌膚恢復彈性。

\\ CHECK POINT //

- ☐ 洗臉後先擦上乳霜或精油（P.64）。
- ☐ 開始前，先做 8 分鐘全臉經絡按摩（P.158）舒緩僵硬的臉部肌膚。
- ☐ 讓舌頭移動的 Mewing 運動，變成習慣性動作（P.106）。

1 拉胸鎖乳突肌

8
次 / 左右

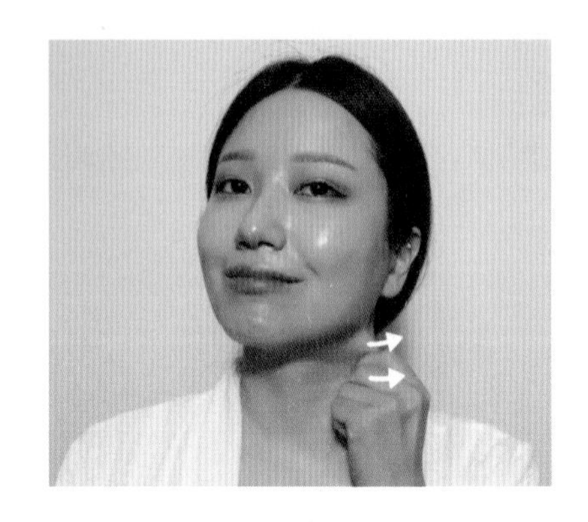

拉起胸鎖乳突肌後輕輕地往旁邊拉。上下來回拉算1次，重複8次就可以促進淋巴循環和放鬆肌肉。

▶ 另一邊也用相同的動作進行按摩。

2 搓揉耳門、聽宮、聽會

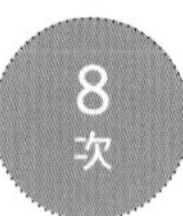

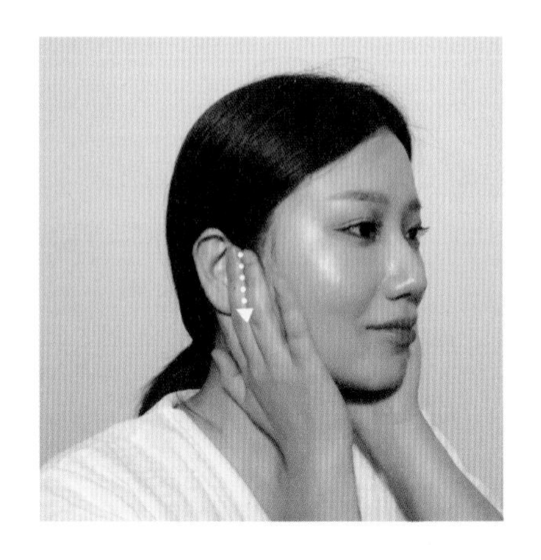

耳朵前面凹陷下去的部位，依序分布著耳門、聽宮、聽會。因為鬢角的部位也有淋巴結，所以用中指或無名指輕輕搓揉耳朵前面和鬢角部位，可以促進下顎線的體液循環，進而排出老廢物質。用雙手重複做8次。

3 雙下巴筋膜按摩

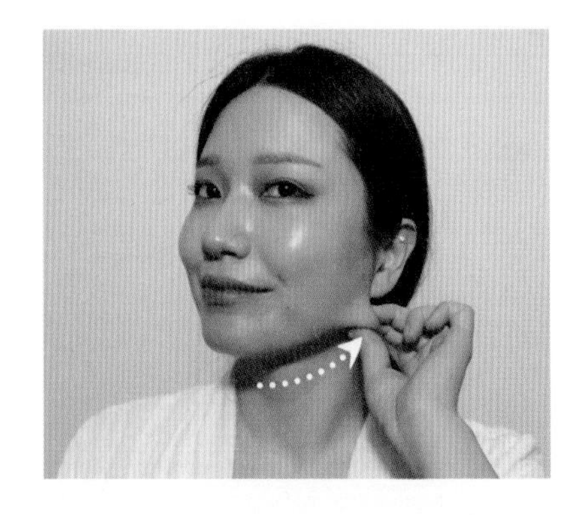

以大拇指、食指、中指抓起雙下巴，往耳朵方向拉來刺激筋膜。重複8次後，可以提高雙下巴的彈性，幫助排出囤積在皮下脂肪層的老廢物質。

▶ 另一邊也用相同的動作進行按摩。

4

整個下顎線往上推

8
次 / 左右

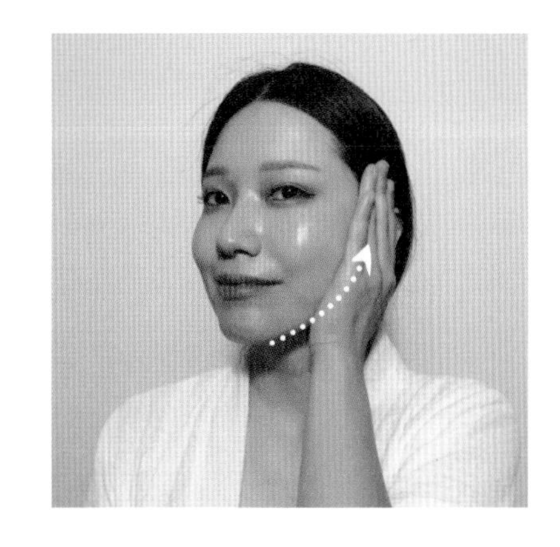

用大拇指壓著雙下巴，接著用手掌順著下顎線推到耳朵前，這個動作要做8次。不只可以把老廢物質推到耳朵前的淋巴結（腮腺、臉部下方），同時還可恢復下顎線彈性。

▶ 另一邊也用相同的動作進行按摩。

5

將老廢物質推到耳後

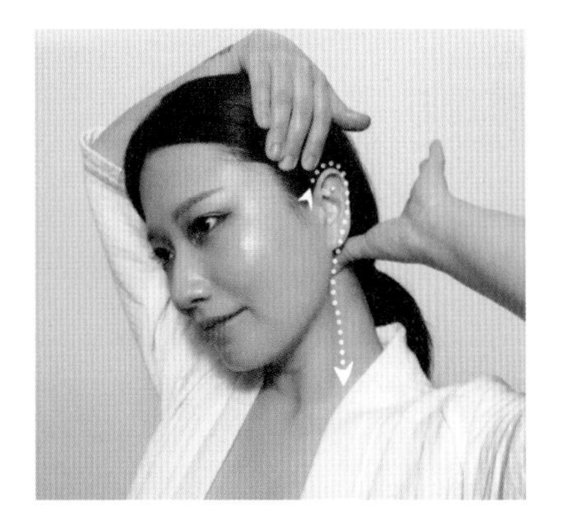

用大拇指把囤積在耳朵前的老廢物質推到耳朵後，然後順著耳後推到鎖骨上方的淋巴終端。這時，用另一隻手將髮際線往上拉提，固定住。重複做2次。

▶ 另一邊也用相同的動作進行按摩。

▶ 按摩之後，記得使用濕毛巾清潔（P.65）。

Column

消除雙下巴的 Mewing 運動

平時舌頭放的位置，時間久了會產生影響形成雙下巴。「Mewing」的意思，就是透過擺正舌頭的位置、調整正確的頸部姿勢，來改善臉部的輪廓線條。透過持續做 Mewing 運動，可以讓下巴慢慢變尖。接著，開始來介紹 Mewing 運動和正確放置舌頭的位置。請搭配雙下巴按摩一起做。

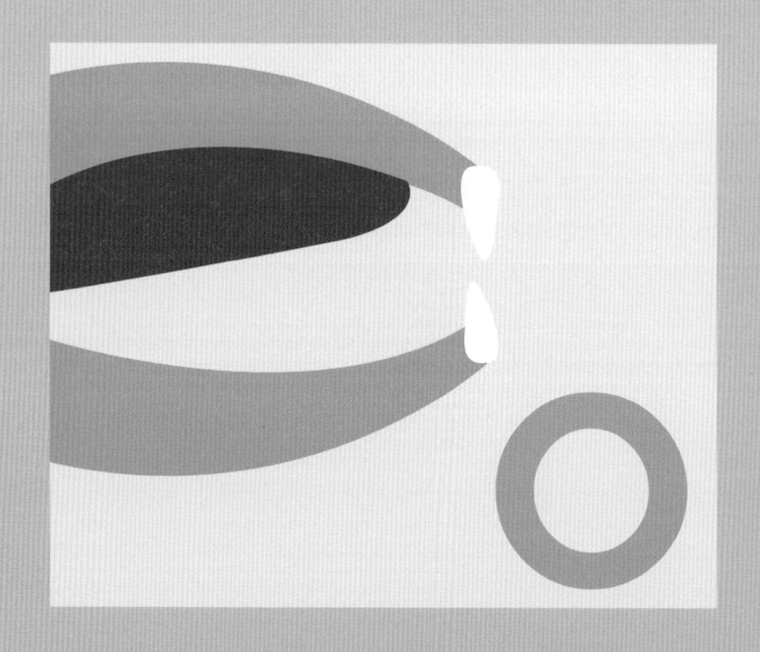

首先，舌頭的位置必須正確。嘴巴雖然緊閉，但上下牙齒先稍微分開。如上圖，整片舌頭必須緊貼著上顎。平時面無表情時，舌頭的位置也要像這樣貼著上顎，可以強化舌根的肌肉。當舌根肌肉越來越強時，就會刺激雙下巴，自然會減少脂肪的累積。像這樣將舌頭用力貼在上顎的動作，就是 Mewing 運動。每天有空的時候可以做 1 ～ 2 組。

1 組　舌頭貼在上顎維持 15 秒＋ 5 秒休息 x 3 次

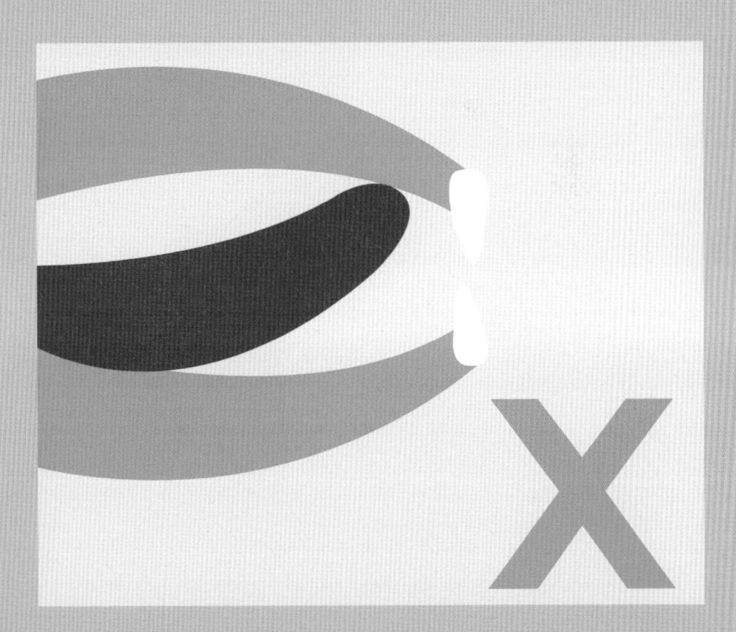

請多留意，不是像圖片中只有讓舌尖碰到上顎而已。請記得一定要讓整片舌頭貼在上顎，才能夠強化舌根肌肉。不過當舌頭出現無力或不舒服的狀況時，請先不要勉強。即使沒有用力往上頂，只是讓整片舌頭貼在上顎，也是可以改善雙下巴。

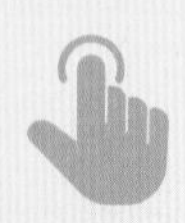

輪廓線鬆垮

下半臉

\ 肌膚嚴重下垂！/

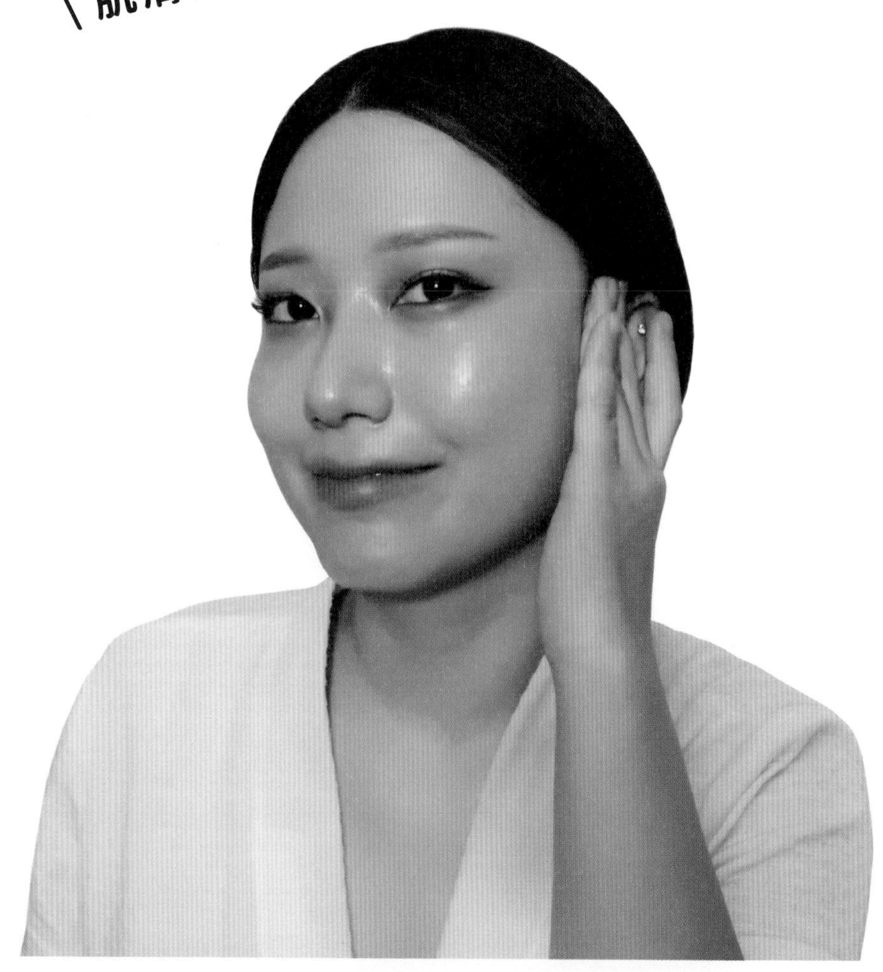

下顎線越來越下垂和鬆弛

影音教學示範

咀嚼肌是臉部肌肉中最大和最結實的。因為說話和吃東西時都會用到咀嚼肌，這塊肌肉的體積自然就會越來越大，也越來越結實。只是當咀嚼肌變大之後，下巴的體積也會隨之增大，此時下巴上的筋膜和皮膚循環就會變差，進而長出皺紋或是提高下垂的機率。透過按摩讓僵硬的咀嚼肌變得柔軟，就可以幫助越來越垂的下巴抵抗地心引力。按摩咀嚼肌的時候，如果用嘴巴呼吸，會讓下巴的肌肉變得無力，進而讓顎骨往下垂、臉部變長。因此，一定要記得用鼻子呼吸。

\\ CHECK POINT //

- □ 洗臉後先擦上乳霜或精油（P.64）。
- □ 開始前，先做 8 分鐘全臉經絡按摩（P.158）舒緩僵硬的臉部肌膚。
- □ 如果有在下巴施打肉毒桿菌，一個月之內禁止臉部按摩。

1
滾壓咀嚼肌

30
秒

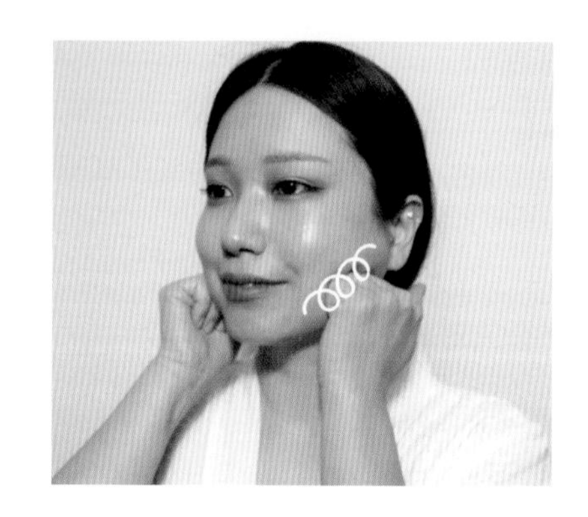

雙手握拳，用關節輕輕按壓咀嚼肌，並慢慢地用畫圓的方式，滾壓30秒。

2
往下拉下顎線

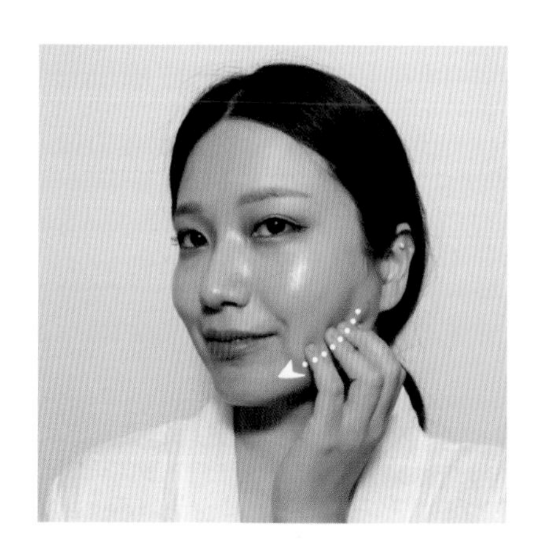

大拇指托住下巴，剩餘四根手指放在下顎線上。輕輕握著顎骨之後，從耳朵前面往下巴中間拉8次。先將肌膚逆向拉之後，再順著方向往上拉提，能夠提高肌膚彈性。

▶ 另一邊也用相同的動作進行按摩。

3
整個下顎線往上推

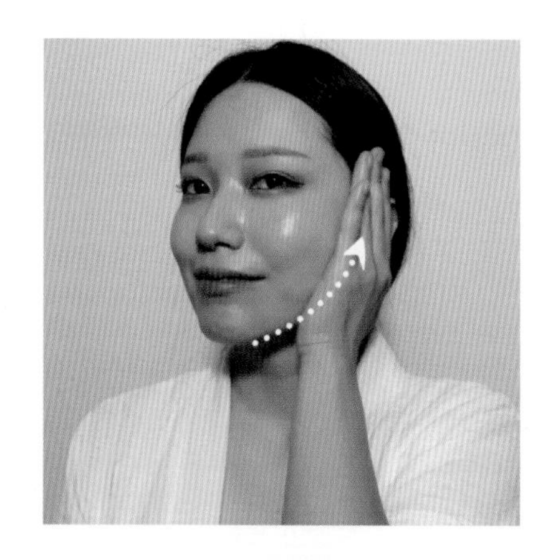

大拇指托著下巴，用手掌包住下顎線朝耳朵前面的方向往上推8次。不只可以把老廢物質推到耳朵前面的淋巴結（腮腺、臉部下方），同時還能恢復下顎線彈性。

▶ 另一邊也用相同的動作進行按摩。

4
把老廢物質推到耳後

2
次 / 左右

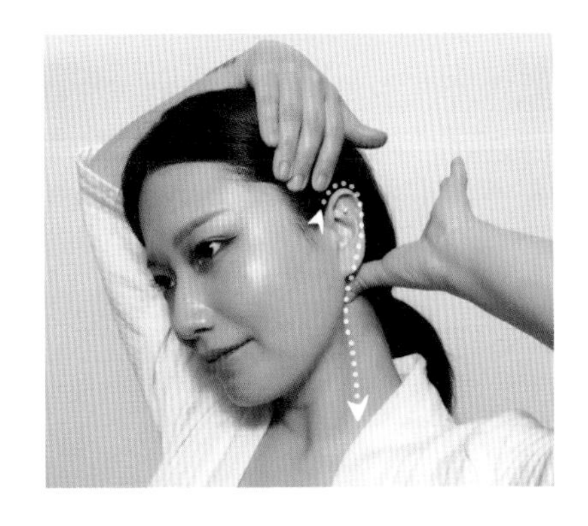

用大拇指把囤積在耳朵前的老廢物質推到耳朵後，然後順著耳後推到鎖骨上方的淋巴終端。此時，用另一隻手將髮際線往上拉提，固定住。重複做2次。

▶ 另一邊也用相同的動作進行按摩。

5
垂直往上推下顎線

8
次 / 左右

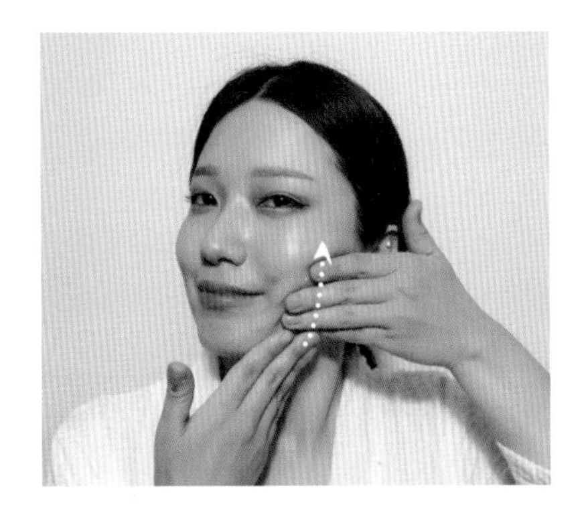

把下垂的臉頰肉由下往上，直直地推到顴骨。用雙手往上推，重複做8次。

▶ 另一邊也用相同的動作進行按摩。

▶ 按摩之後，記得使用濕毛巾清潔（P.65）

兩頰下垂

下半臉

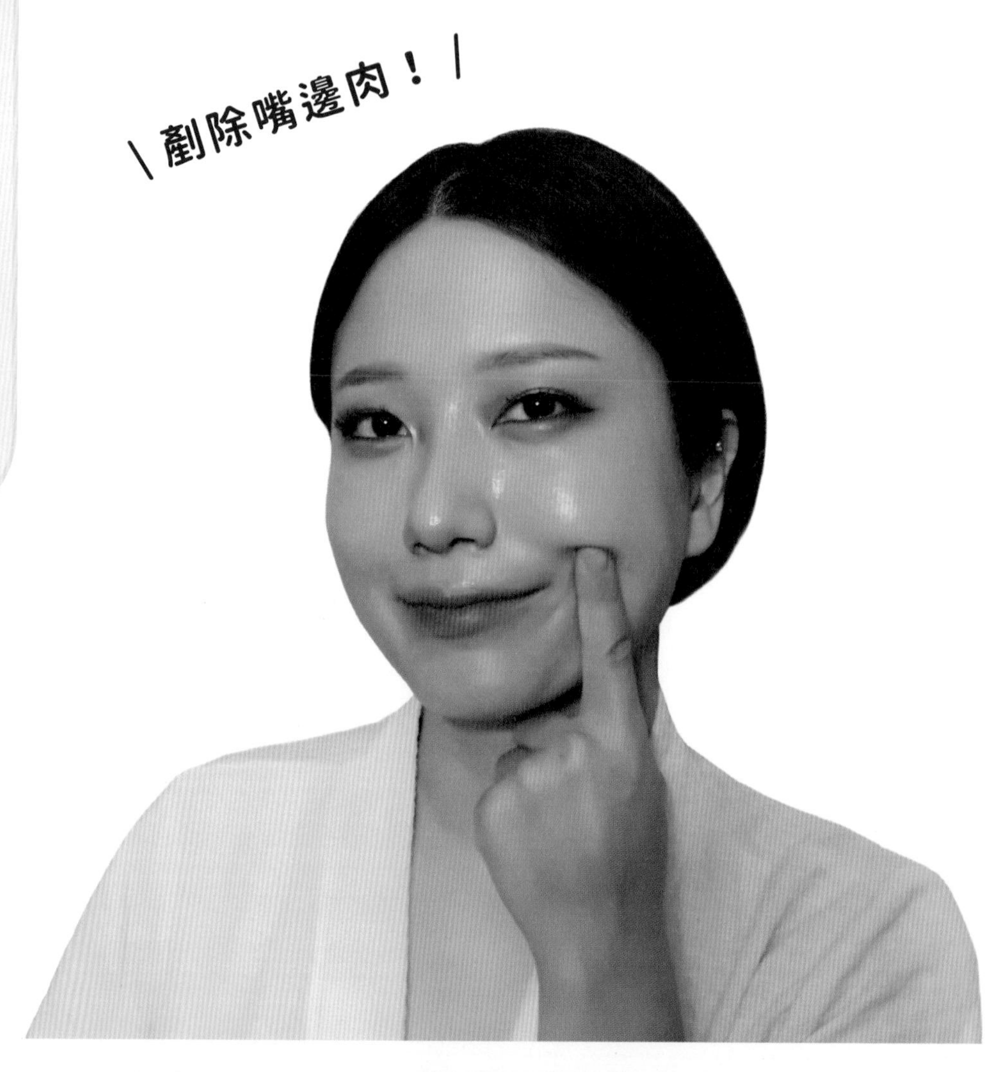

嘴角下垂，看起來像在生氣

影音教學示範

要讓嘴角上揚最有效的方法，就是微笑。但是面無表情時，也希望嘴角不會下垂，就得持續按摩嘴角的肌肉和肌膚了。透過按摩舒緩嘴角周圍的肌肉，可以預防肌肉下垂或鬆弛。嘴角兩側的下方連著降口角肌和頸闊肌，頸闊肌從嘴角開始覆蓋整個頸部側邊，最後連接到鎖骨。因此，如果長時間駝背坐著或低頭滑手機，頸闊肌變僵硬之後，就會讓嘴角肌肉往下垂。透過按摩舒緩嘴角的穴道和肌肉，不僅可以改善嘴角下垂，還能預防或改善人中和嘴角長出新皺紋。

\\ CHECK POINT //

- □ 洗臉後先擦上乳霜或精油（P.64）。
- □ 一定要先做熱身按摩的第 3 階段頭皮按摩（P.75）。
- □ 開始前，先做 8 分鐘全臉經絡按摩（P.158）舒緩僵硬的臉部肌膚。

1
搓揉下巴中央

10次

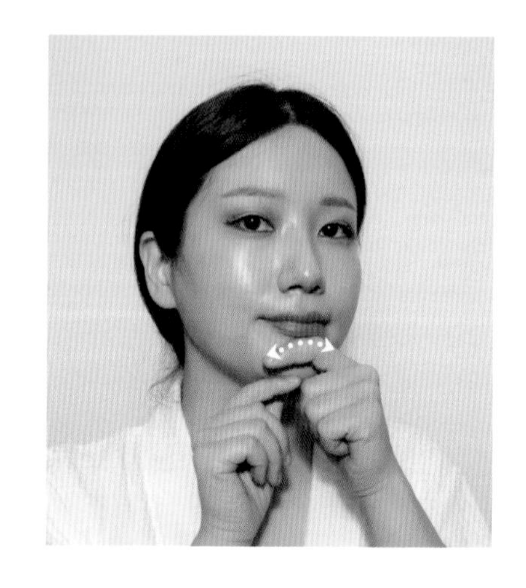

下嘴唇和下巴中間凹陷的地方有承漿穴。把手指放在這個部位後往兩旁搓揉，一邊手指搓揉10次，除了可以刺激承漿穴，還能舒緩下巴肌肉。隨著老化，下巴中間的肌肉開始萎縮，下巴會越來越圓，以至於讓嘴角下垂更加明顯。

2
搓揉顴骨

30秒／左右

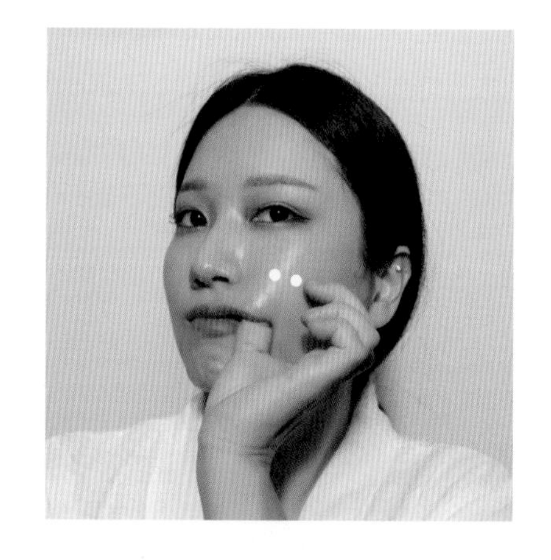

雙手洗淨之後，將大拇指伸進嘴巴上面，由內往外推向顴骨肌。這時用中指搓揉顴骨30秒，當肌肉恢復彈性之後，嘴角自然會上揚。這個動作還能淡化令人困擾的法令紋。

▶ 另一邊也用相同的動作進行按摩。

3
嘴角往上推

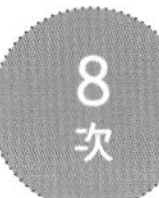

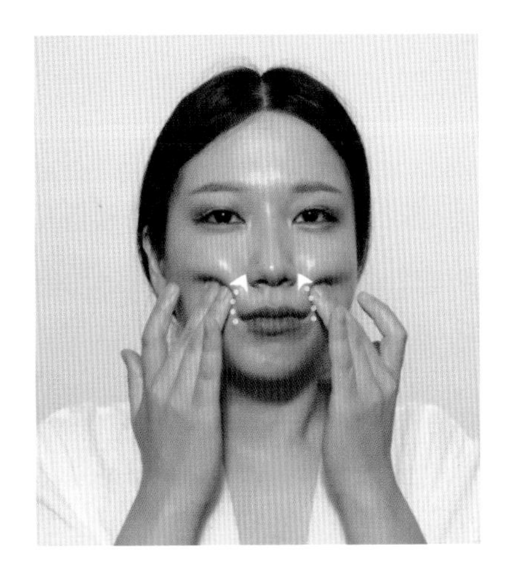

用雙手順著法令紋的方向，把嘴角推至鼻孔旁邊的迎香穴。這個動作要做8次，多多刺激穴道和筋膜，可以預防或改善嘴角下垂。

4
嘴角往斜上方推

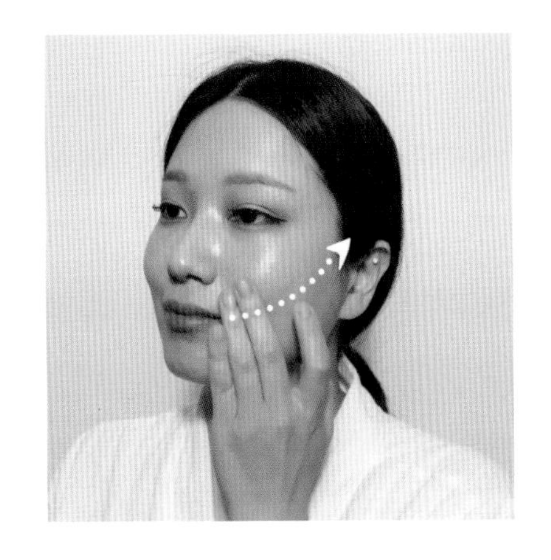

重複做8次，從嘴角仔細推至髮際線的拉提動作。

▶ 另一邊也用相同的動作進行按摩。
▶ 按摩之後，記得使用濕毛巾清潔（P.65）。

兩頰下垂

下半臉

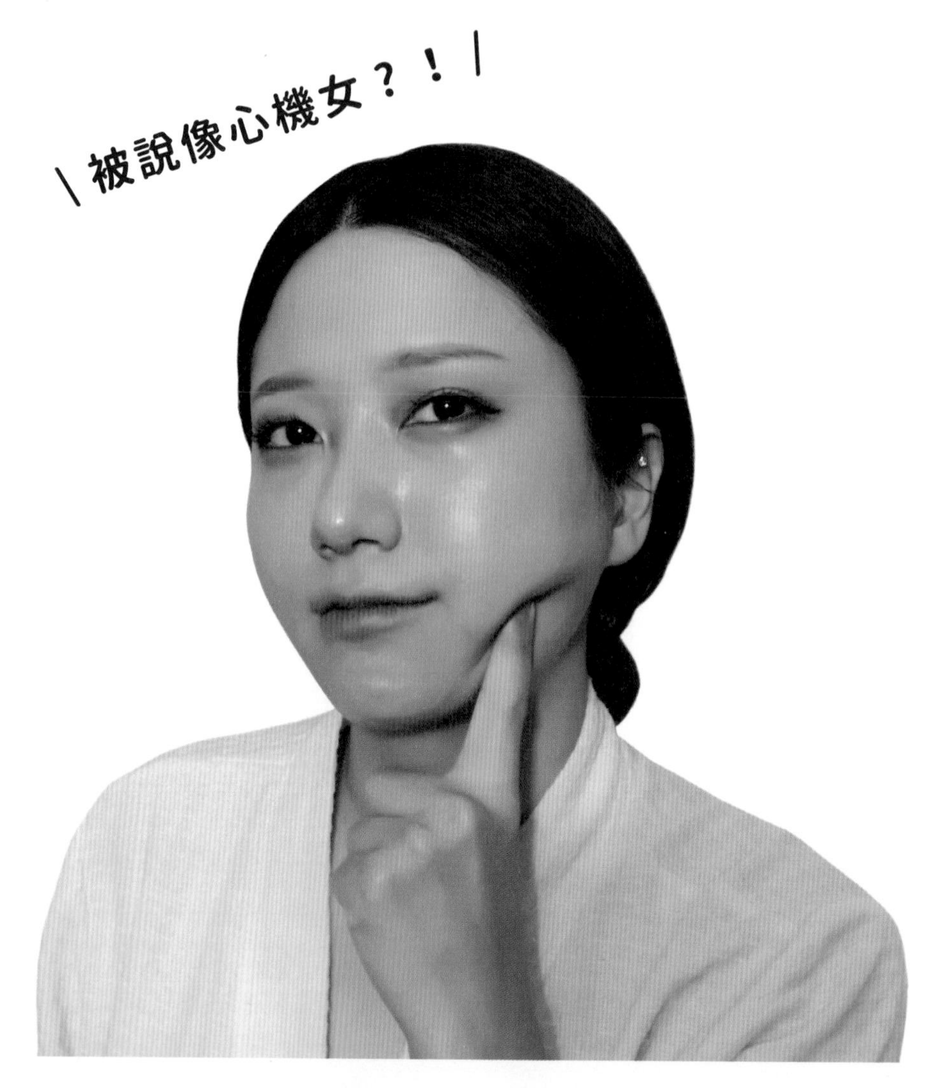

因為下垂的嘴邊肉，看起來有點心機

影音教學示範

下垂的臉頰肉也被稱為嘴邊肉或心機肉，這裡也可以看成是大塊深層的脂肪口袋。當支撐深層脂肪的筋膜和皮膚失去彈性時，厚重的脂肪就會慢慢往下垂。突出的顴骨和水嫩的臉頰肉是童顏的象徵，但如果臉頰肉垂到下巴附近，看起來感覺城府有點深。因為老化皮膚開始變薄，再加上臉頰肉下垂，下巴和臉頰的界線越來越模糊，還會有嘴角紋。透過按摩刺激臉頰肉周圍的穴道、深層脂肪和肌膚，可以重新喚醒肌膚和肌肉原本的功能，進而預防或改善臉頰肉下垂的問題。

\\ CHECK POINT //

☐ 洗臉後先擦上乳霜或精油（P.64）。

☐ 開始前，先做 8 分鐘全臉經絡按摩（P.158）舒緩僵硬的臉部肌膚。

☐ 保鮮膜筒的脂肪按摩（P.120）可以大幅提升效果。

1
搓揉下巴中央

10次

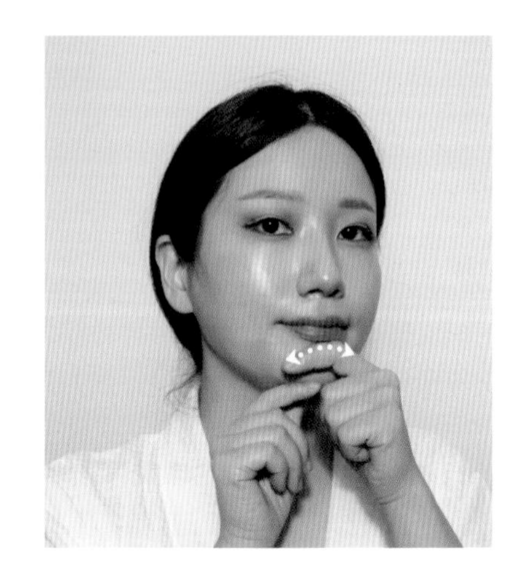

下嘴唇和下巴中間凹陷的地方有承漿穴。把手指放在這個部位後往兩旁搓揉，一邊手指搓揉10次，除了可以刺激承漿穴，還能舒緩下巴肌肉。隨著老化，下巴中間的肌肉開始萎縮，下巴會越來越圓，以至於讓嘴角下垂更加明顯。

2
嘴邊肉筋膜按摩

8秒 / 左右

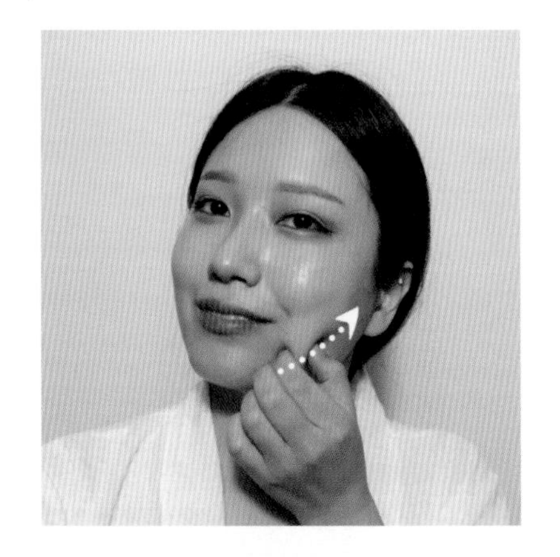

抓起嘴角下方的肉後往耳朵的方向拉，重複做8次。這個動作可以將囤積在深層脂肪的老廢物質排出，因為同時刺激了筋膜，所以可以幫助肌膚恢復彈性。

▶ 另一邊也用相同的動作進行按摩。

3
整個下顎線往上推

8
次 / 左右

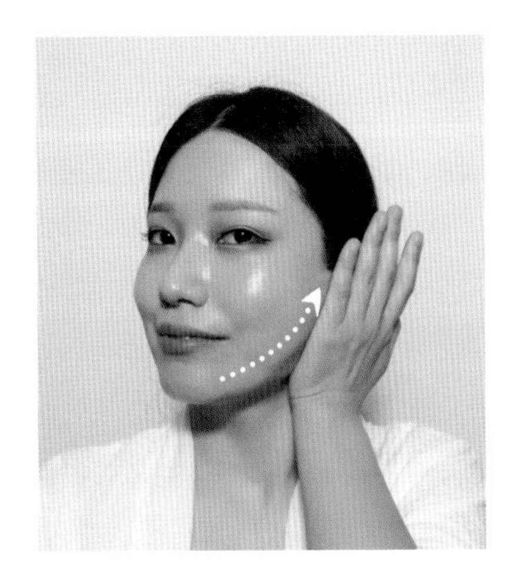

大拇指托著下巴，用手掌包住下顎線朝耳朵前面的方向往上推8次。不只可以把老廢物質推到耳朵前面的淋巴結（腮腺、臉部下方），同時還能恢復下顎線彈性。

▶ 另一邊也用相同的動作進行按摩。

4
把老廢物質
從耳前推出去

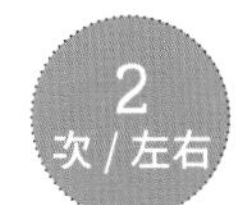

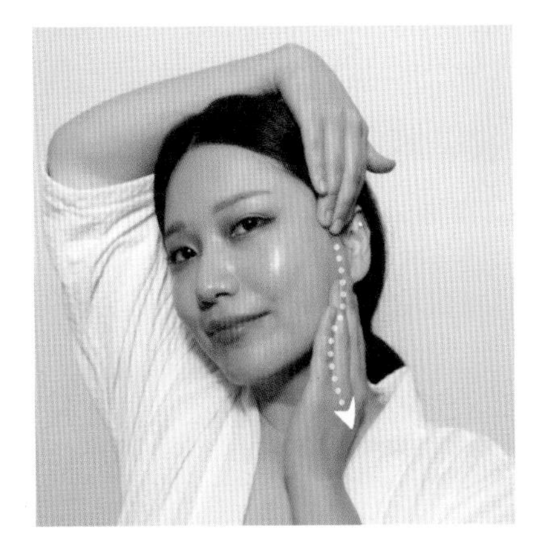

一隻手固定住髮際線，另一隻手把囤積在耳朵前面的老廢物質往下推至鎖骨上方的淋巴終端。重複做2次。

▶ 另一邊也用相同的動作進行按摩。
▶ 按摩之後，記得使用濕毛巾清潔（P.65）。

Column

運用保鮮膜筒
將脂肪重新配置按摩法

如果想要更快速改善下巴下垂的問題，可以搭配保鮮膜筒或滾棒來推按臉頰肉。當然也可以用手推，只是使用道具可以更方便做出這些動作。接在前面介紹的按摩後，或平時單獨進行，效果都很不錯。

1

保鮮膜筒靠在臉頰肉上，往上推 10 次以上。

▶ 另一邊也用相同的動作進行按摩。

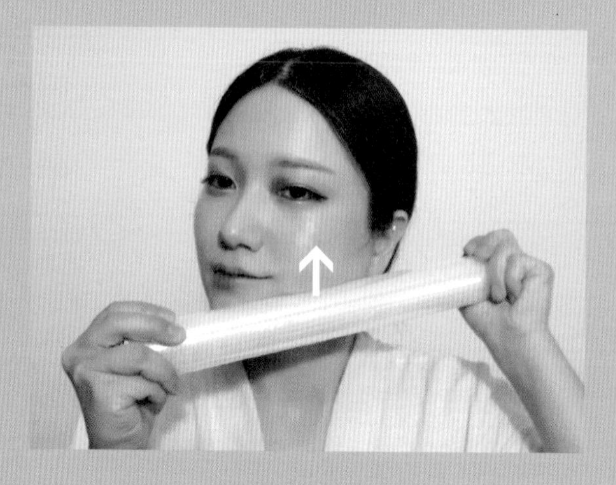

2

這次換成往內推 10 次以上。

▶ 另一邊也用相同的動作進行按摩。

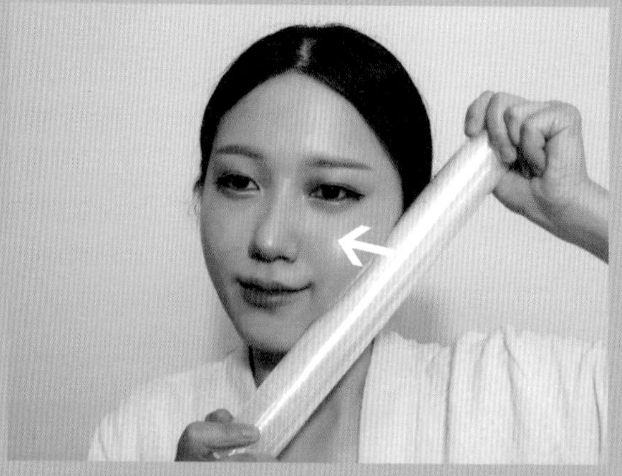

如果覺得使用保鮮膜等道具很麻煩，也可以如下圖使用手臂內側。手臂內側的皮下脂肪較多，觸感比較像氣墊，因此很適合靠在細皮嫩肉的臉部上。而且手臂內側沒有手掌心的熱氣，靠在臉部上感覺比較涼爽。這個動作也可以在完成前面介紹的按摩後再進行，或平時單獨做。

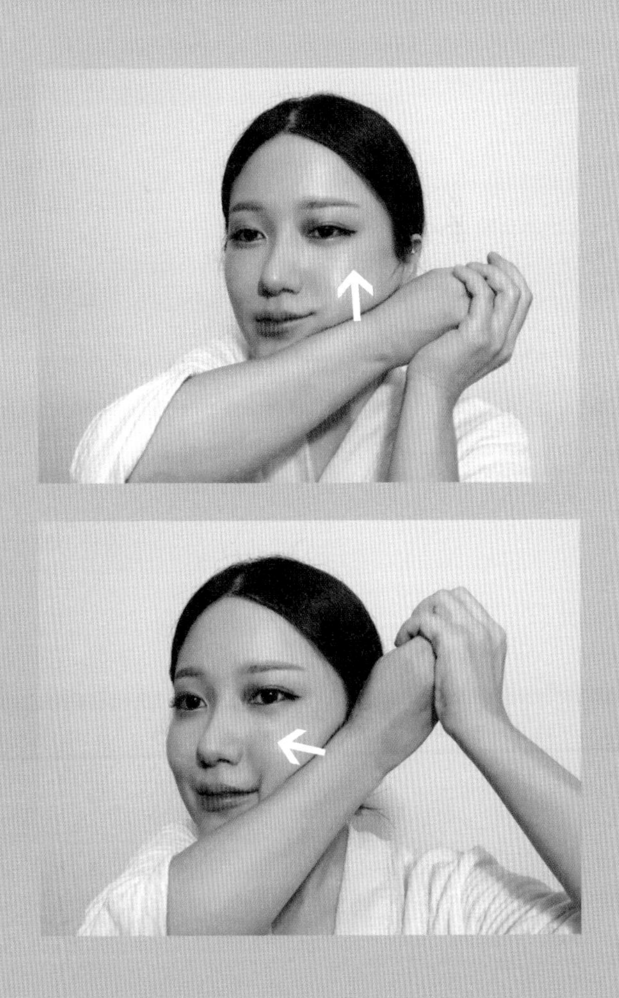

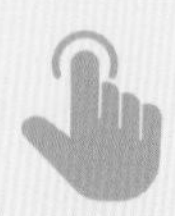

臉部老化

中臉

＼被說老氣！／

法令紋變深的話，看起來特別顯老

影音教學示範

從鼻子兩側開始，往嘴角生長的法令紋是微笑或張開嘴巴時會自然產生的皺紋。一般飲食、做表情、說話等，都會大量使用到嘴巴，隨著年齡增長，法令紋一定會變得越來越深。臉上出現法令紋時，填補皺紋的皮下脂肪就會慢慢減少。這個原理跟肌肉運動時，會燃燒被大量使用的肌肉皮下脂肪是相同的。持續按摩的話，可以減少臉頰和人中之間的紋路和皮膚層的細紋。

\\ CHECK POINT //

- □ 洗臉後先擦上乳霜或精油（P.64）。
- □ 開始前，先做8分鐘全臉經絡按摩（P.158）舒緩僵硬的臉部肌膚。
- □ 如果經常固定用某一邊咀嚼，或習慣某一邊側睡，可以針對法令紋更深的那邊做2倍以上的按摩次數。

1
按揉法令紋

30
秒 / 左右

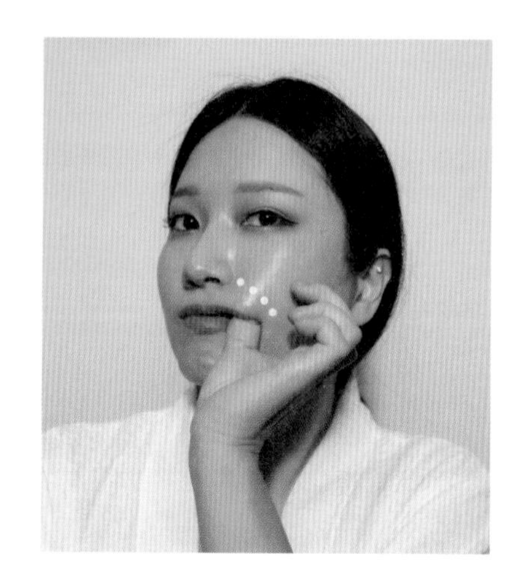

雙手洗乾淨之後，將大拇指伸進嘴巴上面，把法令紋往前推，同時用中指按揉法令紋30秒。這個動作可以幫助嘴角拉提。

▶ 一邊也用相同的動作進行按摩。

2
按摩法令紋筋膜

8
次 / 左右

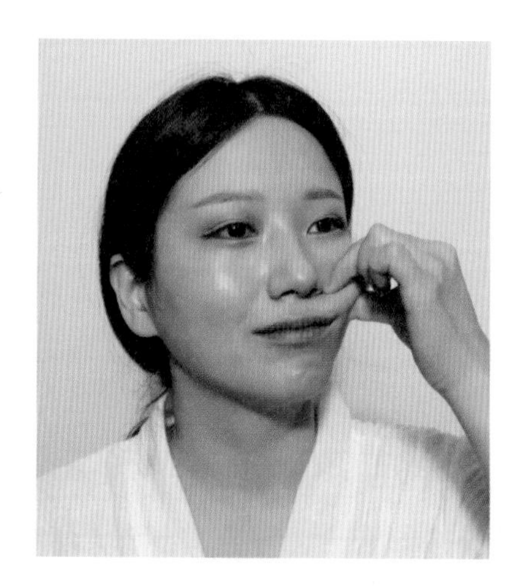

用大拇指和中指把法令紋往旁邊抓起來，就可以刺激到筋膜。只要刺激僵硬的肌肉和皮膚，就能讓皺紋淡化。重複做8次。

▶ 另一邊也用相同的動作進行按摩。

3
往斜上方推法令紋

用中指和無名指把法令紋往斜上方推到髮際線。重複8次，可以幫助肌膚拉提。

▶ 另一邊也用相同的動作進行按摩。

4
把老廢物質從耳前推出去

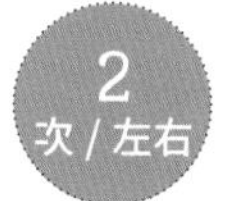

一隻手固定住髮際線，另一隻手把囤積在耳朵前面的老廢物質往下推至鎖骨上方的淋巴終端。重複做2次。

▶ 另一邊也用相同的動作進行按摩。

▶ 按摩之後，記得使用濕毛巾清潔（P.65）。

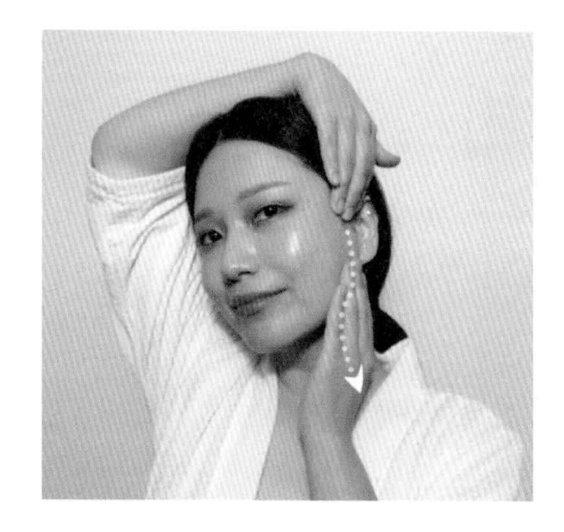

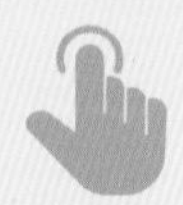

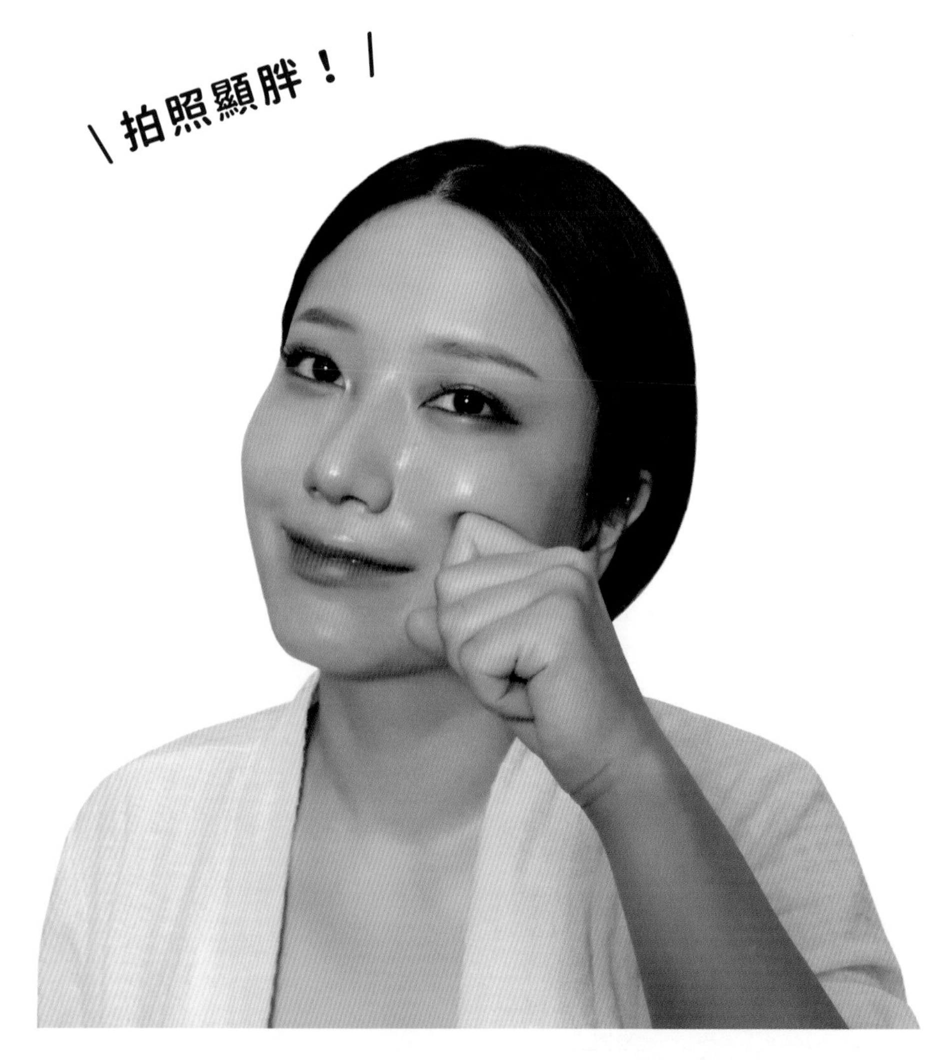

顴骨寬且下垂，看起來就會像大餅臉

影音教學示範

位於臉部中間位置的顴骨如果太寬或下垂，會讓臉看起來又長又大。此時就要透過按摩把下垂的顴骨肌膚拉提，將往左右延伸的側臉頰推到臉部中間。即使你只有顴骨下垂或側臉頰突出的問題，也建議同時做拉提和臉部集中的按摩。因為顴骨的肌肉連接周圍四方的肌肉，所以一定要先放鬆肌肉才會有效。或許現在看起來問題不大，但是為了預防老化，從現在起就要積極按摩顴骨四周的肌肉。

\\ CHECK POINT //

- ☐ 洗臉後先擦上乳霜或精油（P.64）。
- ☐ 一定要先做熱身按摩的第 3 個階段頭皮按摩（P.75）。
- ☐ 完成熱身按摩後，做 8 分鐘全臉經絡按摩（P.158）舒緩僵硬的臉部肌膚。
- ☐ 養成放鬆顳肌的習慣（P.130）。

1
滾壓側顴骨

20
秒

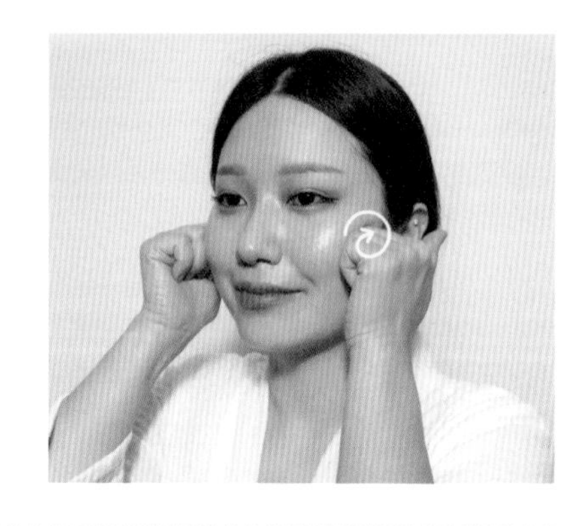

雙手握拳，用指關節輕輕按壓側顴骨，並慢慢地滾壓20秒。這是可以放鬆僵硬表情和顴骨肌肉的動作。如果覺得太過刺激的話，可以用拳頭滾壓前面的臉頰，側邊則用按揉就可以。

2
往下推顴骨肌

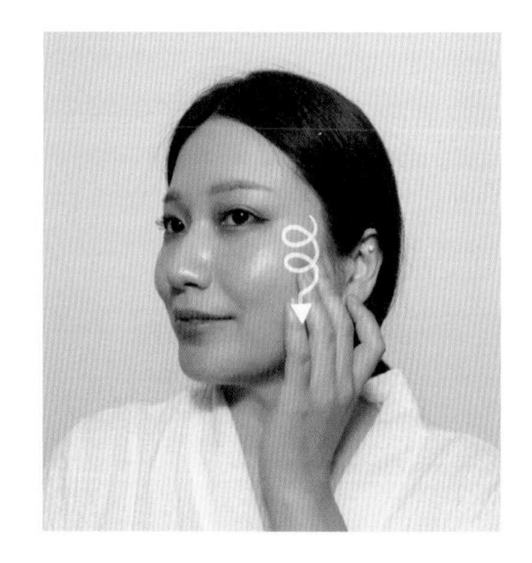

手靠在臉頰上，用畫小圓的方式垂直往下按壓。從太陽穴到嘴巴斜上方的顴骨肌太過發達的話，會讓臉頰顯得突出，臉部中間看起來很寬，透過這個動作可以改善這個問題。

▶ 另一邊也用相同的動作進行按摩。

3
從鼻子旁（迎香穴）往上推

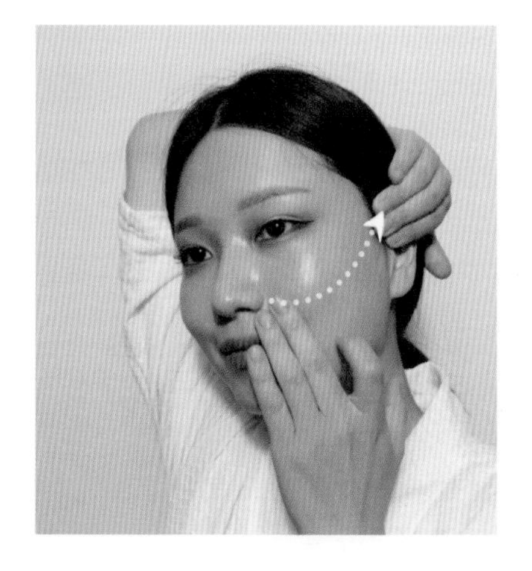

從迎香穴開始往上推，經過位於顴骨下方的巨髎穴、顴髎穴之後到達髮際線。重複8次。這個動作除了可以同時刺激穴道，還能放鬆顴小肌和顴大肌，產生顴骨拉提的效果另一隻手則稍微將髮際線往上拉。

▶ 另一邊也用相同的動作進行按摩。

4
從鼻翼（鼻通穴）往上推

8 次 / 左右

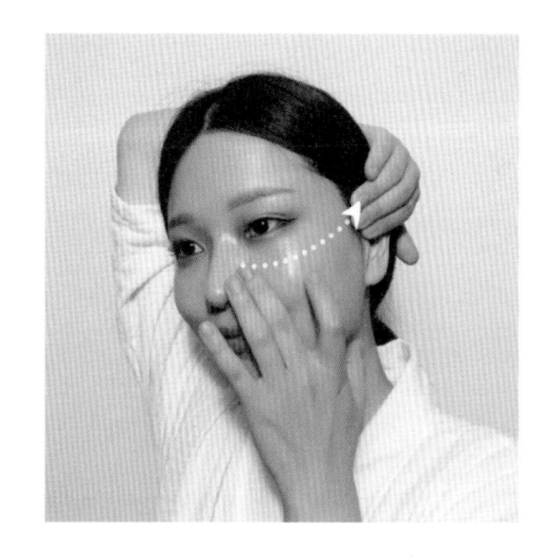

從鼻翼中間（鼻通穴）往上推，經過四白穴之後到達髮際線。重複往上推8次。這個動作可以拉提前面的臉頰，另一隻手稍微將髮際線往上拉，效果會更顯著。

▶ 另一邊也用相同的動作進行按摩。

5
把老廢物質
從耳前推出去

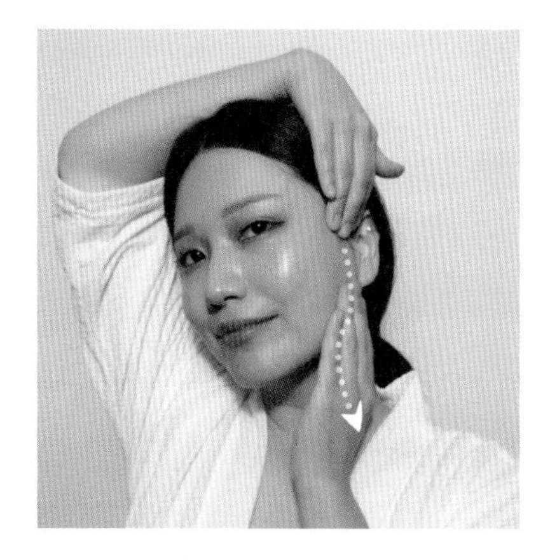

一隻手固定住髮際線，另一隻手把囤積在耳朵前面的老廢物質往下推至鎖骨上方的淋巴終端。重複做2次。

▶ 另一邊也用相同的動作進行按摩。

▶ 按摩之後，記得使用濕毛巾清潔（P.65）。

Column

養成放鬆顳肌的習慣

顴骨肌肉和顳肌是相連結的，在按摩顴骨之前，千萬不要省略熱身按摩的第三階段頭皮按摩（P.75）。

平時即使沒有在做顴骨按摩，最好也能養成休息或看電視時順手放鬆顳肌的習慣。只要握起拳頭，用關節滾壓顳肌 5 分鐘即可。如果想採用刮痧的方式，請選擇有手把、形狀較長，且有鈍面的石器道具。如果是又尖又硬的一般刮痧道具，不只無法刺激到深層肌肉，還有可能過度刺激頭皮。也可以側躺後，在頭部下方放上網球，左右移動頭部來放鬆肌肉。

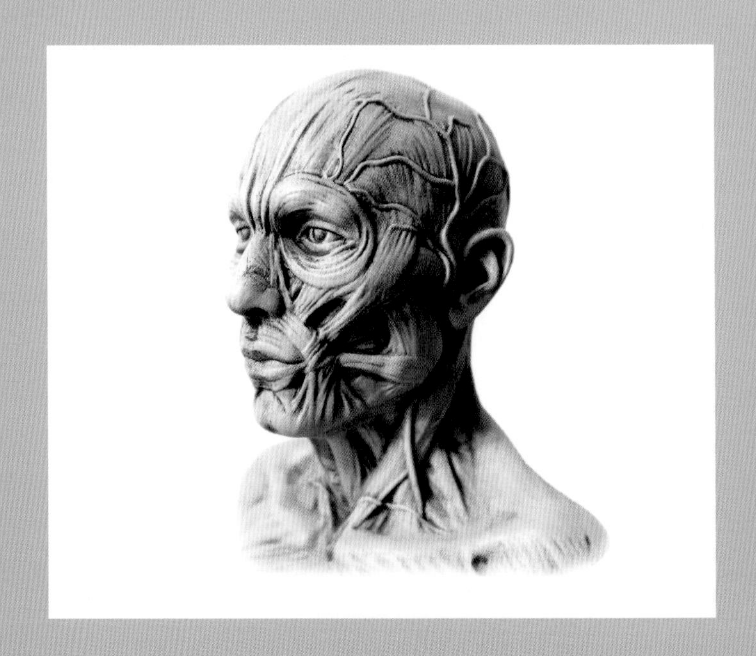

▶ 紫色部位是顳肌，紅色部位是顴骨肌。

Column

3 天消除臉頰多餘肉肉

影音教學示範

如果臉部嚴重浮腫或看起來好像變胖了許多，可以掃這個 QR Code，跟著「3 天消除臉頰肉」這個影片教學如何進行緊急處理。連續 3 天都認真按摩的話，一定可以有效消除臉頰浮腫。

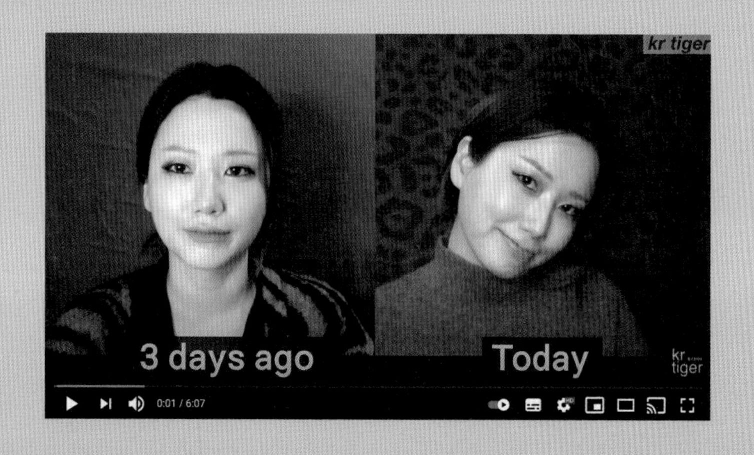

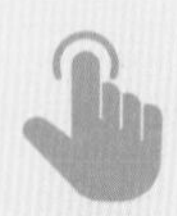

\ 看起來鼻頭扁塌！ /

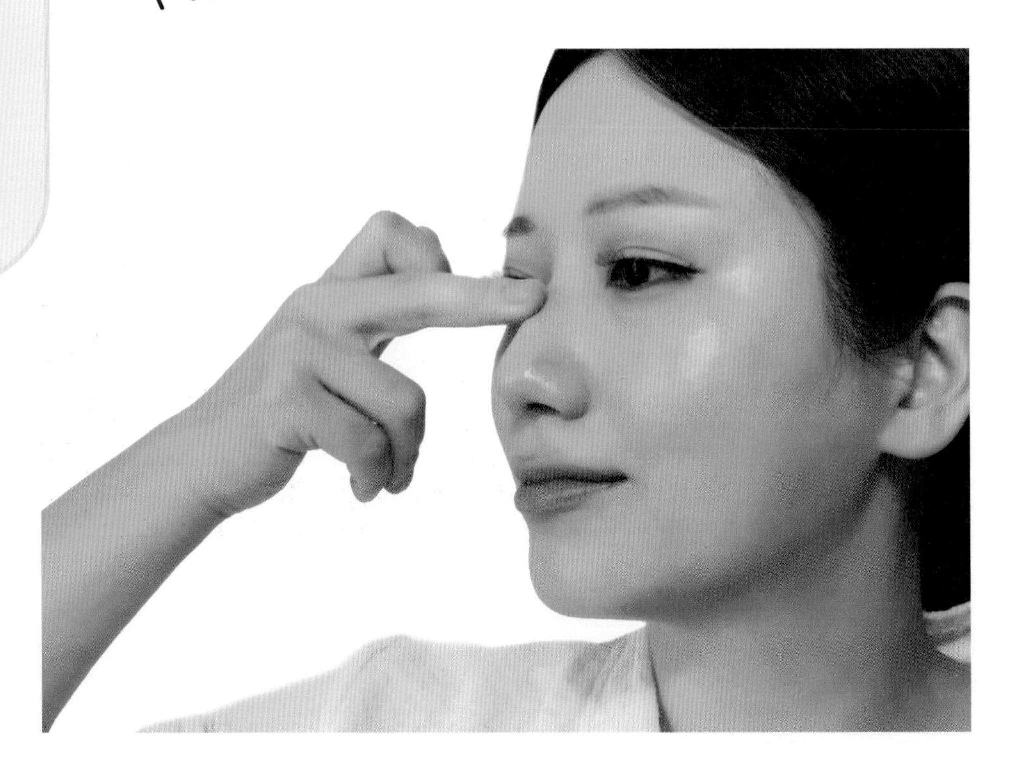

鼻尖下垂，鼻梁長出細紋

影音教學示範

隨著年齡增長，不只是臉型會塌下來，鼻尖也會下垂。因為鼻尖代替骨頭支撐著軟骨，而且鼻尖上方還壓著厚重的纖維組織，自然容易下垂。當我們露出微笑或皺眉等各種表情時，就會替鼻梁帶來刺激，加上紫外線的入侵也會讓鼻梁長出細紋。按摩可以預防或改善這些現象，所以要持續地按摩鼻子周圍的部位。但即使按摩鼻子，也無法讓鼻骨變高。鼻子也有肌肉和肌膚，所以跟身體其他部位一樣，只要經常按摩，就可以放鬆鼻子周圍的肌肉和肌膚拉提，進而預防鼻尖下垂和撫平皺紋。同時還能促進體液循環，讓鼻子感覺通暢舒爽。

\\ CHECK POINT //

- □ 洗臉後先擦上乳霜或精油（P.64）。
- □ 開始前，先做 8 分鐘全臉經絡按摩（P.158）舒緩僵硬的臉部肌膚。
- □ 如果之前有做過填充隆鼻、埋線隆鼻、矽膠注射隆鼻等手術，就禁止按摩。

1
人中伸展

20
秒

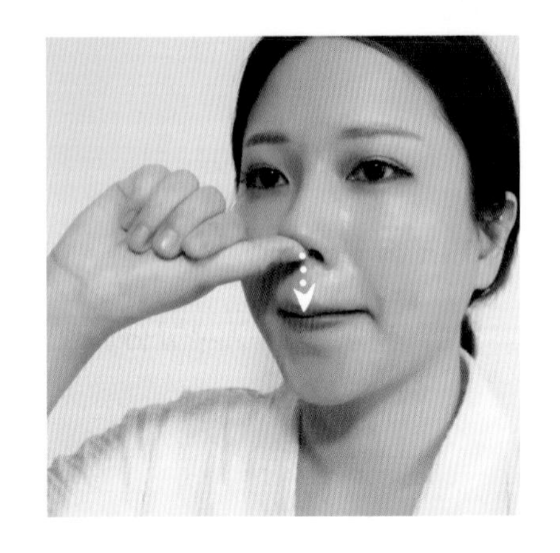

把大拇指放在鼻尖和人中的分界線，緊閉嘴巴後，開始伸展人中。經過人中的口輪匝肌如果太僵硬，會連帶使連接的鼻尖下垂，所以一定要好好放鬆口輪匝肌。這個動作並不會讓人中變長，所以不需擔心，記得確實地伸展20秒。

2
往上推鼻子兩側

8
次

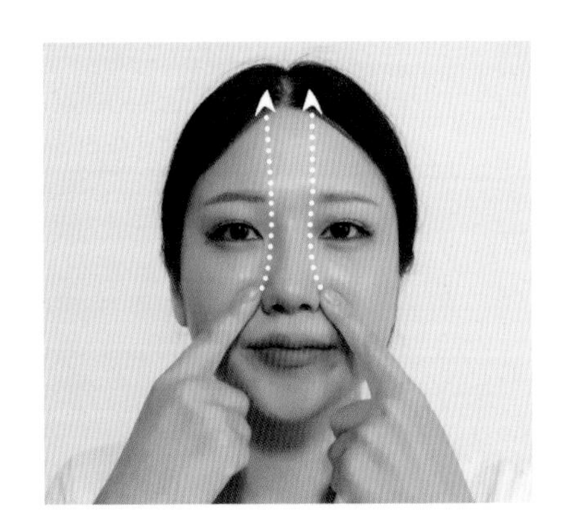

用手指頭從鼻孔兩側（迎香穴）開始垂直地往上推。這個動作可以預防鼻孔下垂，加上刺激了穴道，還能同時促進體液循環和疏通鼻道。

3
按揉鼻梁

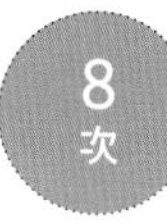

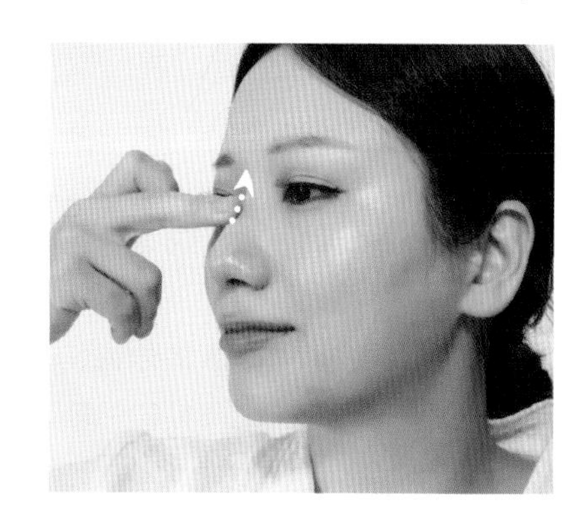

鼻梁上有鼻肌。當大笑或做誇張表情時，就會使用到鼻肌，進而造成鼻梁漸漸長出皺紋。從鼻肌到眉間處往上按揉8次。

4
擠鼻尖

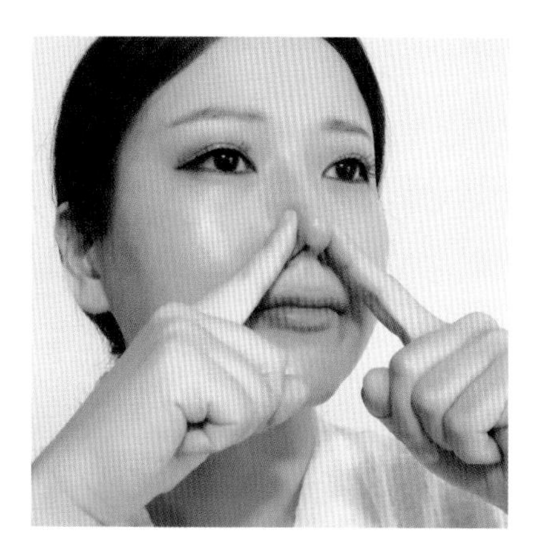

用雙手食指適度地擠壓鼻尖3秒後，休息2秒，重複8次。這個動作可以促進皮脂分泌，在鼻翼旁墊一張面紙，減少油膩感。

▶ 另一邊也用相同的動作進行按摩。

▶ 按摩之後，記得使用濕毛巾清潔（P.65）。

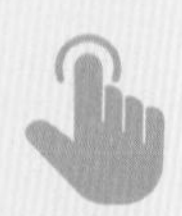

臉部老化

上半臉

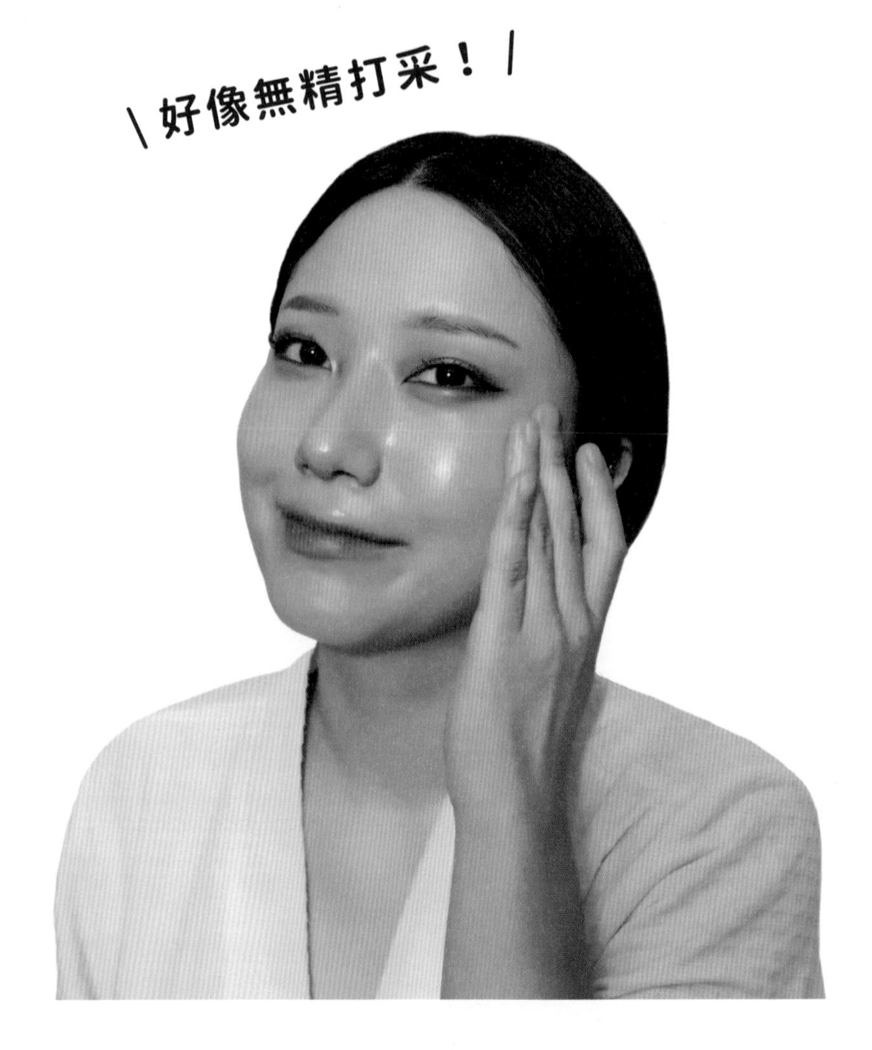

黑眼圈和眼下皺紋，看起來總是沒睡飽

影音教學示範

使用同一套按摩法，同時改善和預防黑眼圈和眼下皺紋。黑眼圈就像眼睛下面的陰影，看起來有點墨綠色。這是因為眼睛下面的血管擴張或血液循環不順暢，導致血液停滯所發生的現象。如果原因是睡眠不足、月經前後或過勞的話，情況會更加嚴重。大家都知道眼角肌膚比其他部位更薄，所以會擔心按摩之後長出更多皺紋，只要按摩前好好擦乳霜或精油，就不用擔心肌膚被拉扯。如果使用的產品中，含有撫平皺紋效果的成分會更好。按摩時，可以促進血液循環，除了改善黑眼圈，還能預防皮膚組織沾黏，進而防止眼角肌膚越來越薄，打造一雙眼周肌膚水嫩又明亮的電眼。

\\ CHECK POINT //

- □ 洗臉後先擦上乳霜或精油（P.64）。
- □ 開始前，先做 8 分鐘全臉經絡按摩（P.158）舒緩僵硬的臉部肌膚。
- □ 可使用溫熱的石器刮痧道具，大幅提升促進血液循環的效果（P.140）。

1
畫圓按摩眼周

8
次

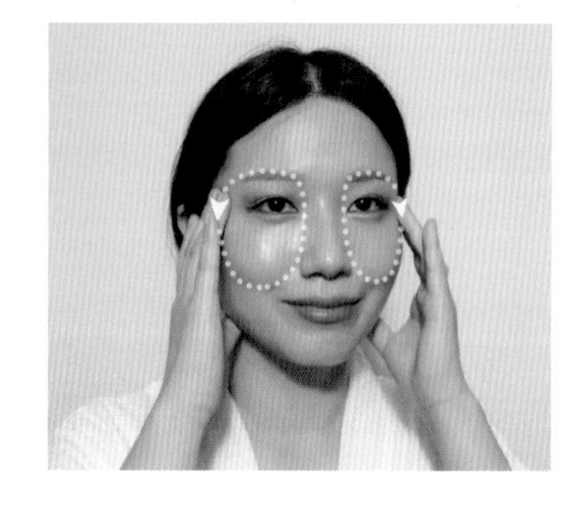

雙手從顳顬往下到顴骨下面→鼻子兩側→眉毛→顳顬，像這樣由外往內畫8次圓。這個動作可以刺激眼睛周圍的穴道，進而舒緩肌肉。

2
排出眼角老廢物質

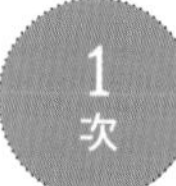

第 1 階段

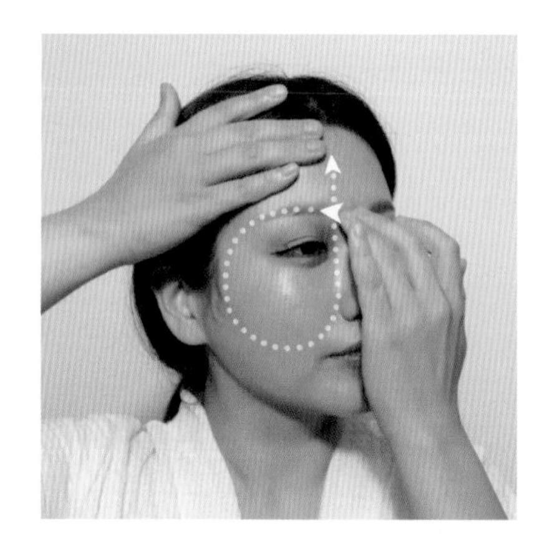

一隻手將額頭稍微抬起，固定住位置。另一隻手的中指和無名指，順著眉頭→顳顬→顴骨下面→鼻子旁邊→眉頭的順序，慢慢畫圓。完成一邊之後，另外一邊用相同動作再做一次。

3
排出眼角老廢物質

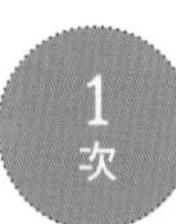

第 2 階段

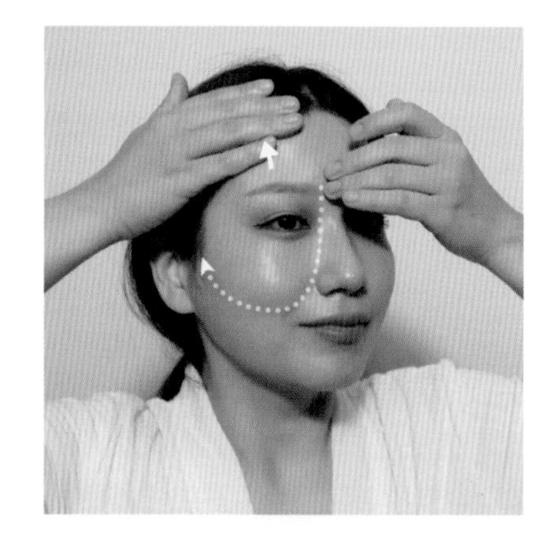

一隻手將額頭稍微抬起，固定住位置。另一隻手的中指和無名指順著眉頭→鼻子旁邊→顴骨下面→鬢角的順序，慢慢畫半圓。完成一邊之後，另外一邊用相同動作做一次。

4
排出眼角老廢物質

1
次

第 3 階段

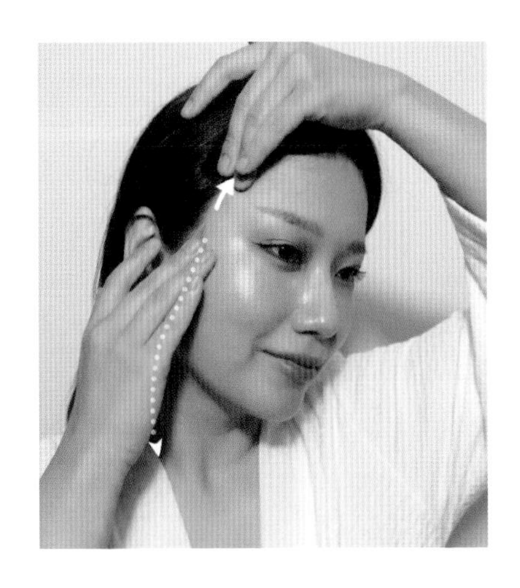

一隻手把顳顬稍微抬起後，固定住位置；另一隻手把匯集在鬢角的毒素推到鎖骨上方（淋巴終端），這個動作只要做1次。

▶ 重複五組排出眼角老廢物質1，2，3階段（步驟2～4）。另一邊也用相同動作按摩。

5
眼下肌膚往上推

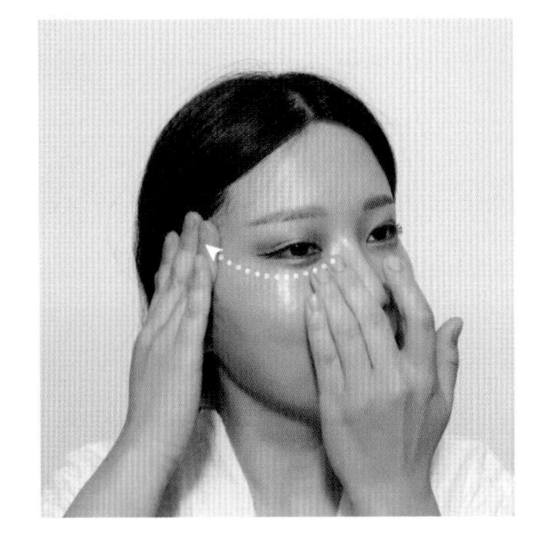

從眼睛下方往上推到髮際線，這個動作可以同時刺激睛明、承泣、四白、瞳子髎、太陽等穴道。只有眼角周圍的血液循環暢通，才能夠改善黑眼圈。

▶ 另一邊也用相同的動作進行按摩。

▶ 按摩之後用濕毛巾清潔（P.65）。

Column

溫熱的石器刮痧道具按摩

影音教學示範

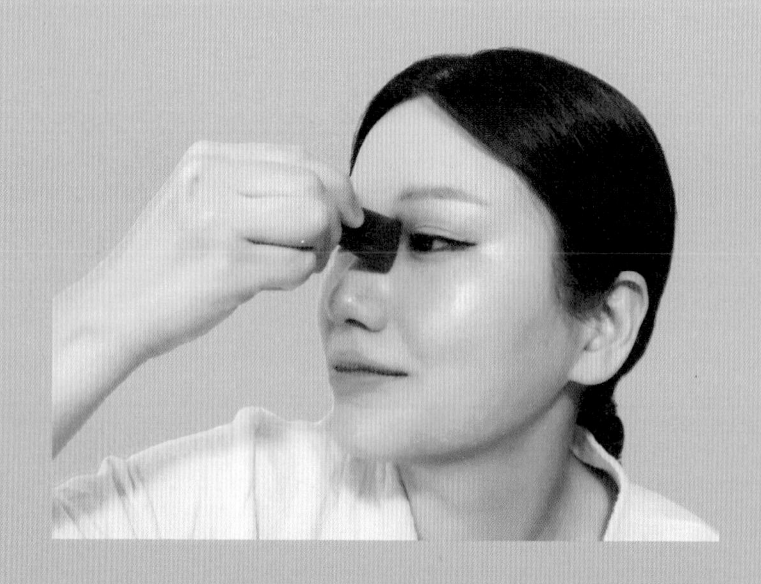

出現黑眼圈的主因是血液循環停滯，為了促進血液循環，可以搓熱雙手後用手掌心熱敷眼睛，也可以用溫熱的毛巾熱敷眼睛一分鐘。如果想更加積極地管理的話，可以先把小的刮痧道具浸泡在熱水之後，再進行按摩。如果沒有刮痧道具，用陶製湯匙代替也沒問題。要注意如果是不銹鋼製的湯匙，可能會太薄或太過銳利，並不適合用來按摩。

溫溫的熱氣可以提升血流量，皮膚細胞會吸收由毛細血管壁流出來的營養素，進而提升皮膚的新陳代謝。如此一來，不只是改善黑眼圈，還能幫助肌膚恢復彈性。要留意的是，眼角周圍的肌膚與其他部位相比更為敏感，所以道具的溫度不能過熱，要控制好溫度。

1 浸泡石器刮痧道具

1 分鐘

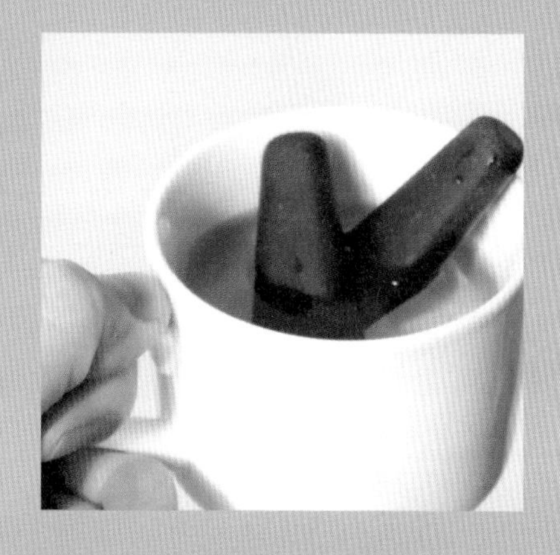

把石器刮痧道具浸泡在熱水中，適度加熱。為了不讓刮痧道具過熱，按摩前可以先用手臂試一下溫度。

2 推顳顬

10 次

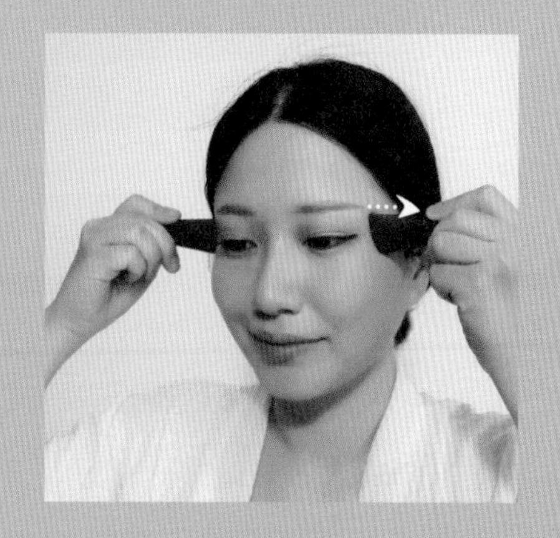

顳顬是太陽穴，也是顳顬淋巴的所在位置。用刮痧道具從這個位置開始，往髮際線方向推10次，這個動作可以溫和地刺激囤積在眼角的老廢物質。

3
刺激鼻前的穴道

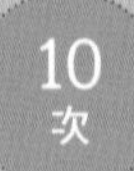

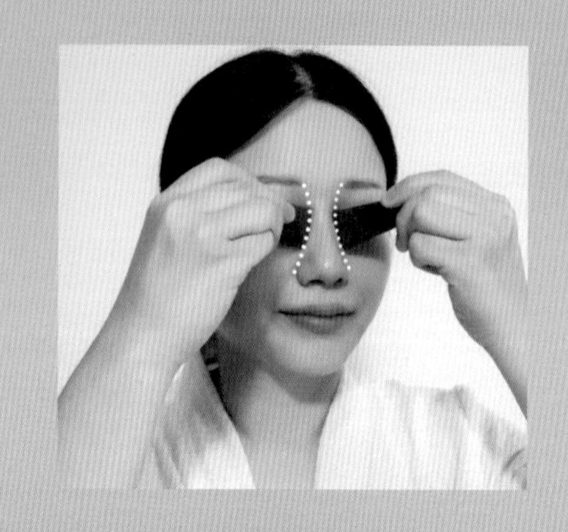

從鼻孔兩側（迎香穴）往上推到眉頭（攢竹穴）。這個過程中，可以刺激鼻通穴和睛明穴，會讓鼻孔暢通和減緩眼睛疲勞。

4
推眉毛

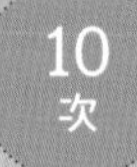

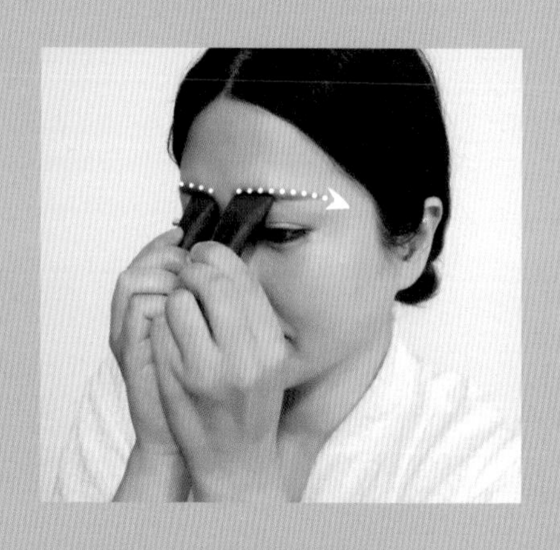

從眉頭溫柔地推到顳顬，重複10次。這個動作在刺激眉毛穴道的同時，可以減緩眼睛疲勞，讓人感覺神清氣爽，最後還能消除眼皮浮腫。

5
推眼下部位

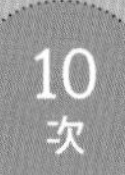

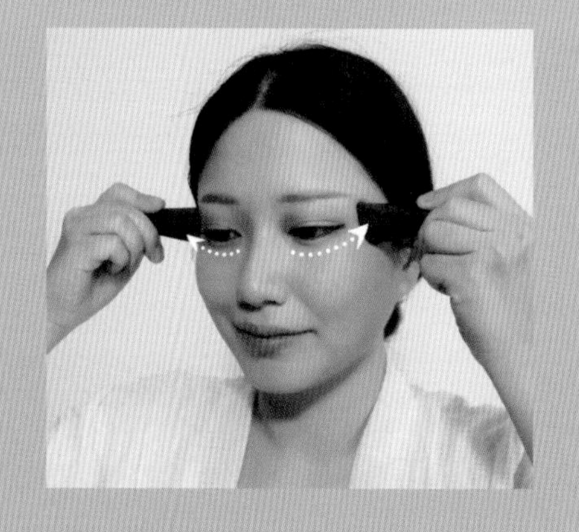

從眼下部位溫柔地推到顳顬，重複10次。這個動作可以刺激眼下部位的穴道和促進淋巴循環，進而改善黑眼圈和浮腫。

6 朝淋巴終端往下推

2次

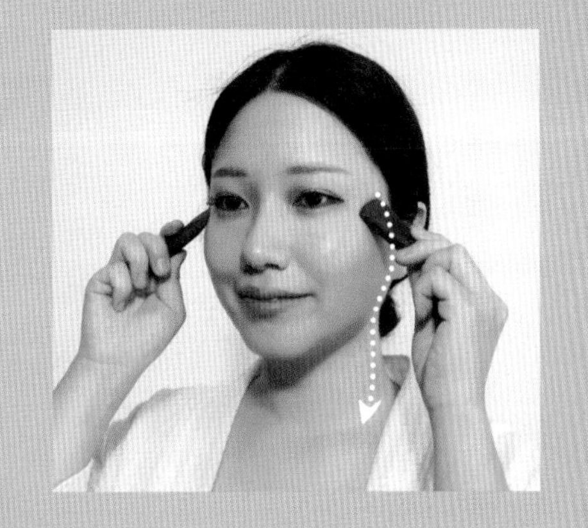

把搬運到顳顬的老廢物質往下推到淋巴終端，重複2次。這個動作必須慢慢地往下推，才能確實地將老廢物質排出。

調整臉部線條

上半臉

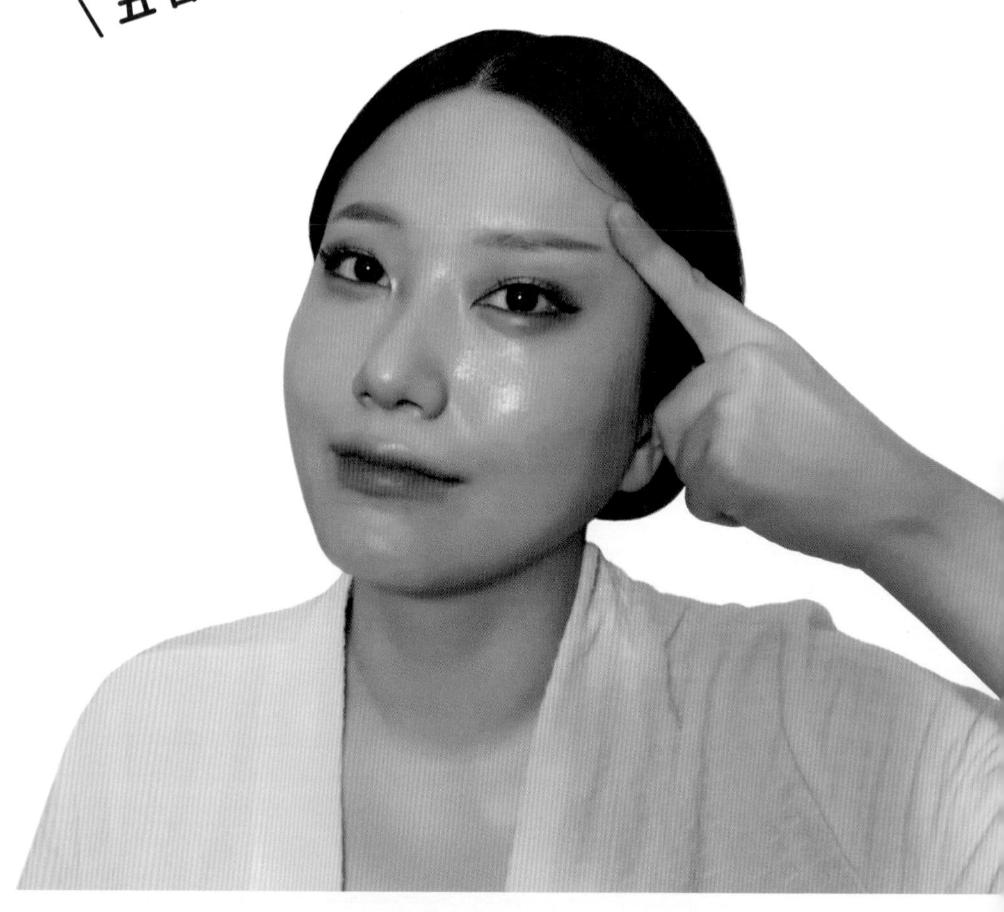

兩邊眉毛高低不同

影音教學示範

臉部在產生表情時，通常額頭肌肉和眼輪匝肌（眼角肌肉）不太可能左右同時使用。一般來說，某一側的眉毛會容易有往上抬的習慣，皺眉頭時也通常是某一側的眼輪匝肌較常被使用。雖然小時候的眉毛大致上是對稱的，但隨著年齡增長，會開始慢慢地產生變化。人們通常會習慣固定使用某一邊咀嚼，這樣一來該側的顳肌（頭皮兩側的肌肉）和咀嚼肌因為更常被使用，所以那側的下巴肌肉會變大或是眼角更加上揚。顳肌運作時，會把眉毛、顴骨肌肉和皮膚一起向上拉。也就是說，如果想改善下巴和眼睛的不對稱，就必須養成平均使用兩側臉頰咀嚼食物的習慣。透過日常習慣的培養和持續按摩，就可以改善不對稱的臉型。

\\ CHECK POINT //

- □ 洗臉後先擦上乳霜或精油（P.64）。
- □ 一定要先做熱身按摩的第 3 個階段頭皮按摩（P.75）。
- □ 完成熱身按摩後，做 8 分鐘全臉經絡按摩（P.158）舒緩僵硬的臉部肌膚。

往下推眼角

1
往下滾壓顳肌

8
次 / 左右

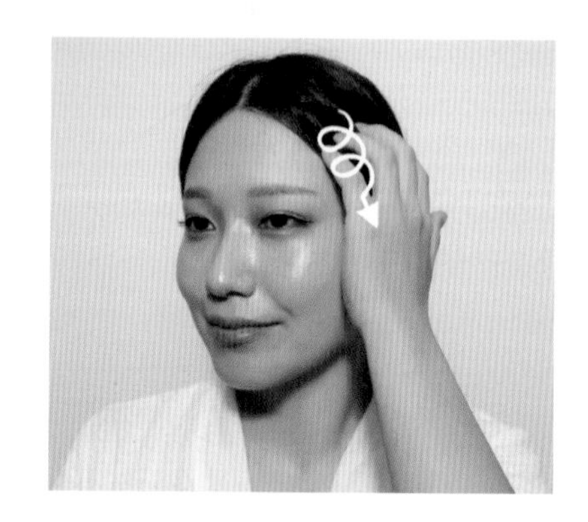

用四根手指順著顳肌往下用畫圓的方式，滾壓到側顴骨下方。重複8次。因爲眼角的肌肉位於顳肌和顴骨肌之間，所以要整體滾壓這一區的肌肉。

▶ 另一邊也用相同的動作進行按摩。

2
往下推眉毛肌肉

20
秒 / 左右

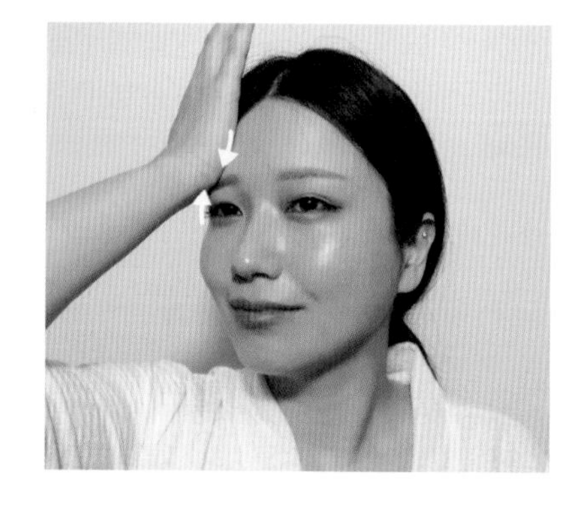

手掌貼著眉毛，然後輕輕地往下推，感覺眼睛半閉上的程度即可。此時，雖然眼睛會很自然地想閉上，但要努力地在眉毛肌肉施力讓眼睛睜開。由上往下推的力量和眉毛往上抬的力量相抗衡時，可以幫助眉毛肌肉往下移動。維持20秒，過程中眼睛也可以稍微休息或眨一下，再繼續。

▶ 另一邊也用相同的動作進行按摩。

3
往下滾壓顴骨肌

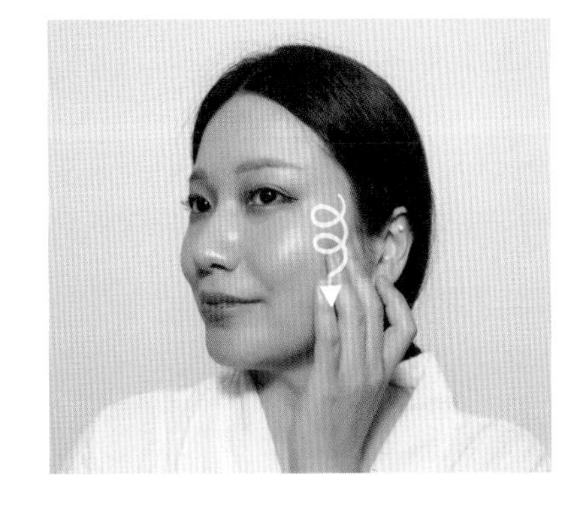

用中指和無名指從顳顬開始，朝下巴用畫圓的方式慢慢垂直往下推，重複8次。

▶ 另一邊也用相同的動作進行按摩。

往上推眼角

1
往上滾壓顳肌

8
次 / 左右

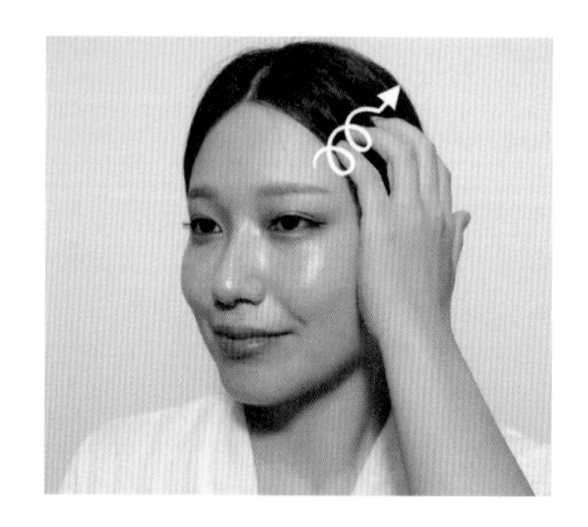

手指貼著顳肌往後腦勺方向，用畫圓的方式往上滾壓。重複8次。只有顳肌往上時，眼角肌肉才會跟著上提。

▶ 另一邊也用相同的動作進行按摩。

2
往上推眉毛和額頭

8
次 / 左右

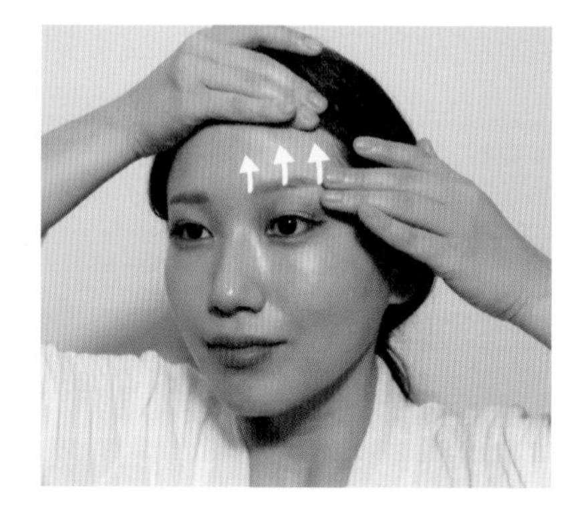

一隻手固定住髮際線，然後另一隻手從眉毛往上按壓，經過額頭推到髮際線，重複8次。到達髮際線附近後，手指力量不要放掉，繼續按壓，可以幫助肌膚拉提。

▶ 另一邊也用相同的動作進行按摩。

3
往上推側顴骨

8
次 / 左右

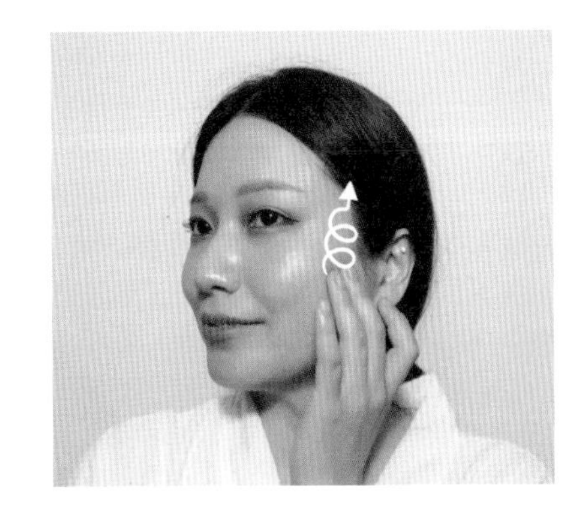

用2～3根手指貼著顴骨，垂直往髮際線方向用畫圓的方式往上滾壓。重複8次。顴骨下垂的話，也會連帶影響眼角下垂，所以要一起拉提按摩。

▶ 另一邊也用相同的動作進行按摩。

4
往上推眼下部位

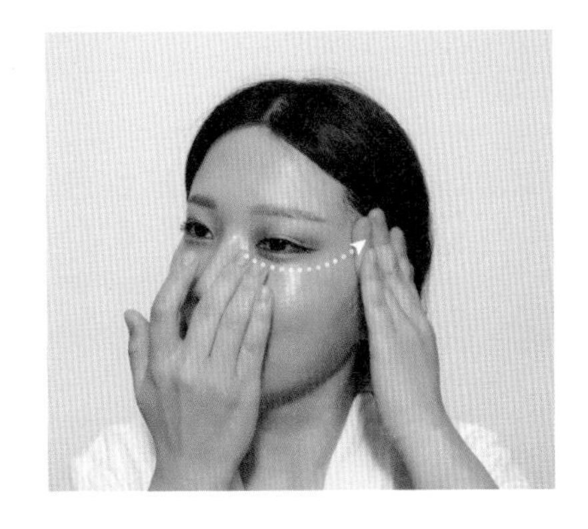

從眼下部位開始往上推到髮際線，拉提眼角，重複8次；另一隻手則用來固定眼下部位。

▶ 另一邊也用相同的動作進行按摩。

5
往上推眼下部位

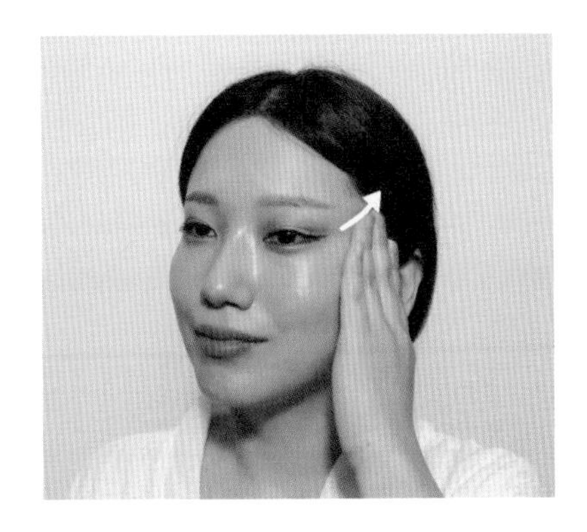

用手掌從顳顬推到髮際線，固定已經向上拉提的眼角。重複8次。

▶ 另一邊也用相同的動作進行按摩。

▶ 按摩之後用濕毛巾清潔（P.65）

調整臉部線條

上半臉

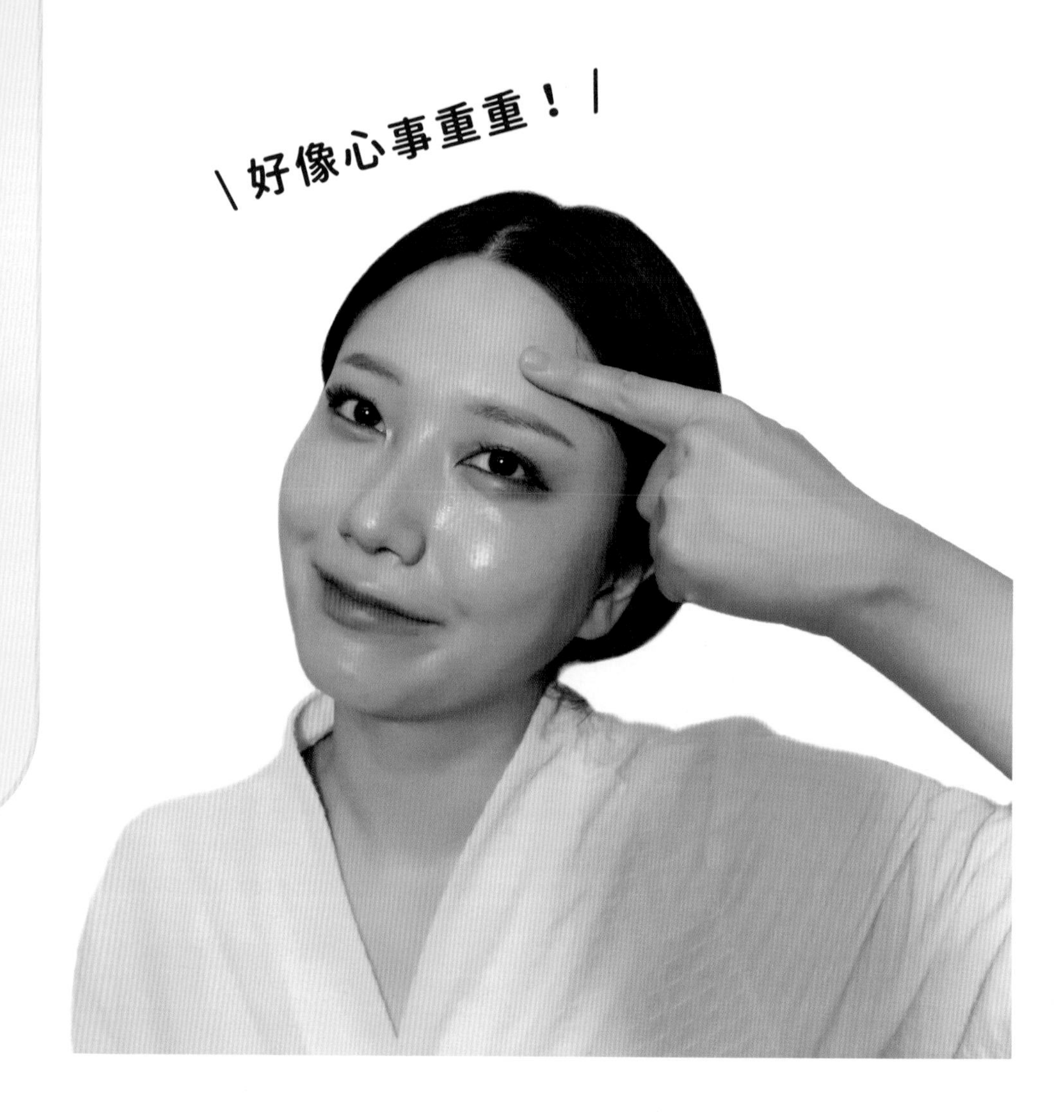

皺眉頭的關係，看起來很固執己見

影音教學示範

有一句話說：「真實的眉間。」這句話的意思是因為喜怒哀樂時，都會大量使用到眉間肌肉，所以透過眉間就能表露出真實的情緒。眉間肌肉看起來像是縱向的長扇狀，所以經常使用這塊肌肉自然就會長出深深的皺紋。特別是如果你的職業需要大量說話時，想用表情更加強烈地傳遞意願，就會自然地運用眉間和額頭的肌肉。一旦養成這種習慣，皺紋漸漸加深只是時間問題而已。透過持續地按摩可以舒展肌肉和肌膚，讓皺紋不再持續加深，進而改變形象。

\\ CHECK POINT //

- ☐ 洗臉後先擦上乳霜或精油（P.64）。
- ☐ 一定要先做熱身按摩的第 3 個階段頭皮按摩（P.75）。
- ☐ 完成熱身按摩後，做 8 分鐘全臉經絡按摩（P.158）舒緩僵硬的臉部肌膚。
- ☐ 接著做額頭按摩（P.154）的話，可以大幅提高效果。

1
眉間畫圓滾壓

30
秒

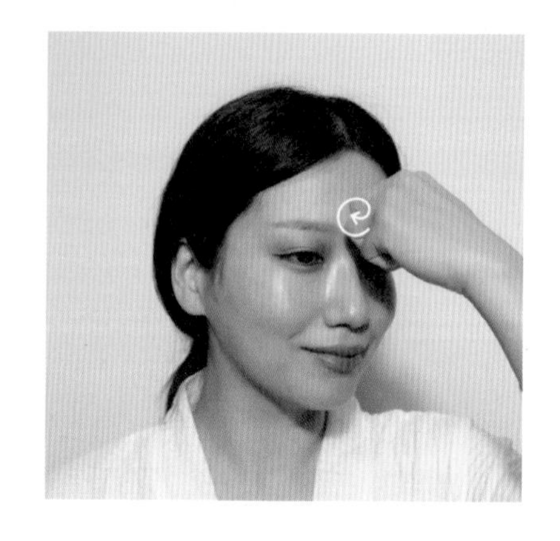

握起拳頭，在眉間輕輕地壓著，然後用畫圓的方式慢慢滾壓30秒。只有舒緩緊繃的皺眉肌（眉毛之間的額頭肌肉）才能撫平皺紋。

2
捏揉眉間

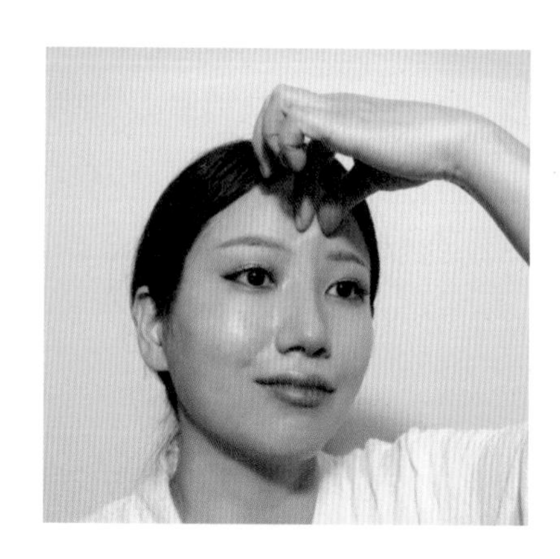

把眉間皮膚深深地拉起後，往前方拉。重複8次。刺激筋膜後，就可以促進血液循環。

3
眉間畫X字形

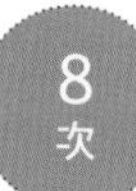

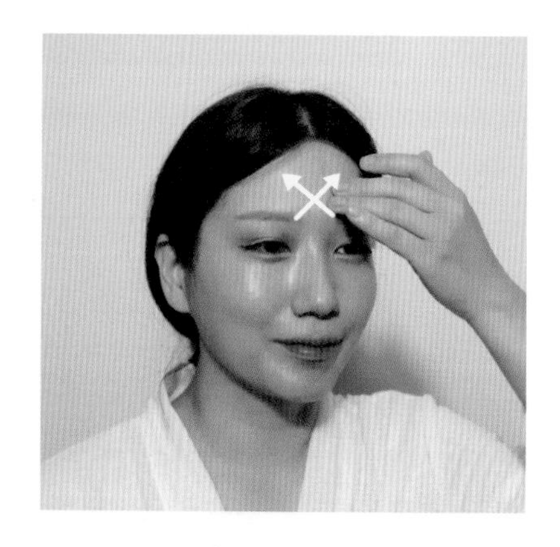

用中指和無名指從眉頭往斜上方，慢慢推壓肌肉。雙手畫完X字形算1次，重複8次之後可以放鬆皺眉肌。

4
橫向展開眉間

8次

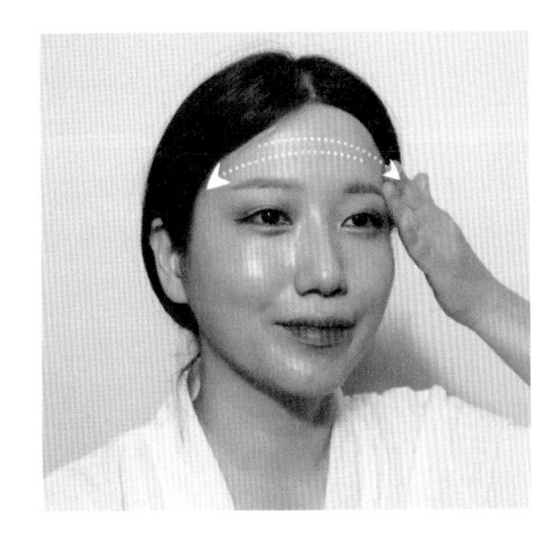

手放在額頭上，讓手覆蓋住眉毛和額頭。用一隻手反方向地從額頭左側往右推到顳顬；另一隻手也做相同動作。雙手都完成一回算1次，重複8次。這個動作可以舒展眉間皺紋，同時將老廢物質推到顳顬。

5
排出顳顬的老廢物質

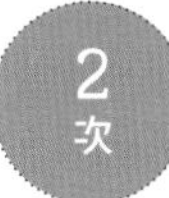

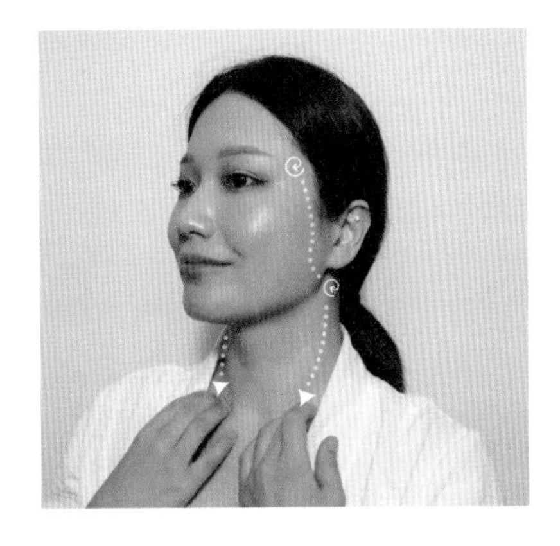

雙手貼著顳顬，用畫小圓的方式滾壓2次。接著從顳顬慢慢往下推到下巴末端，然後繞到耳朵後方。先在耳後畫小圓滾壓2次，再從順著頸線往下推到鎖骨上方（淋巴終端），就可以排出老廢物質。重複2次。

▶ 按摩之後用濕毛巾清潔（P.65）。

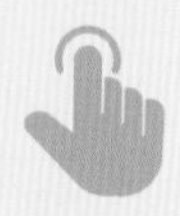

調整臉部線條

上半臉

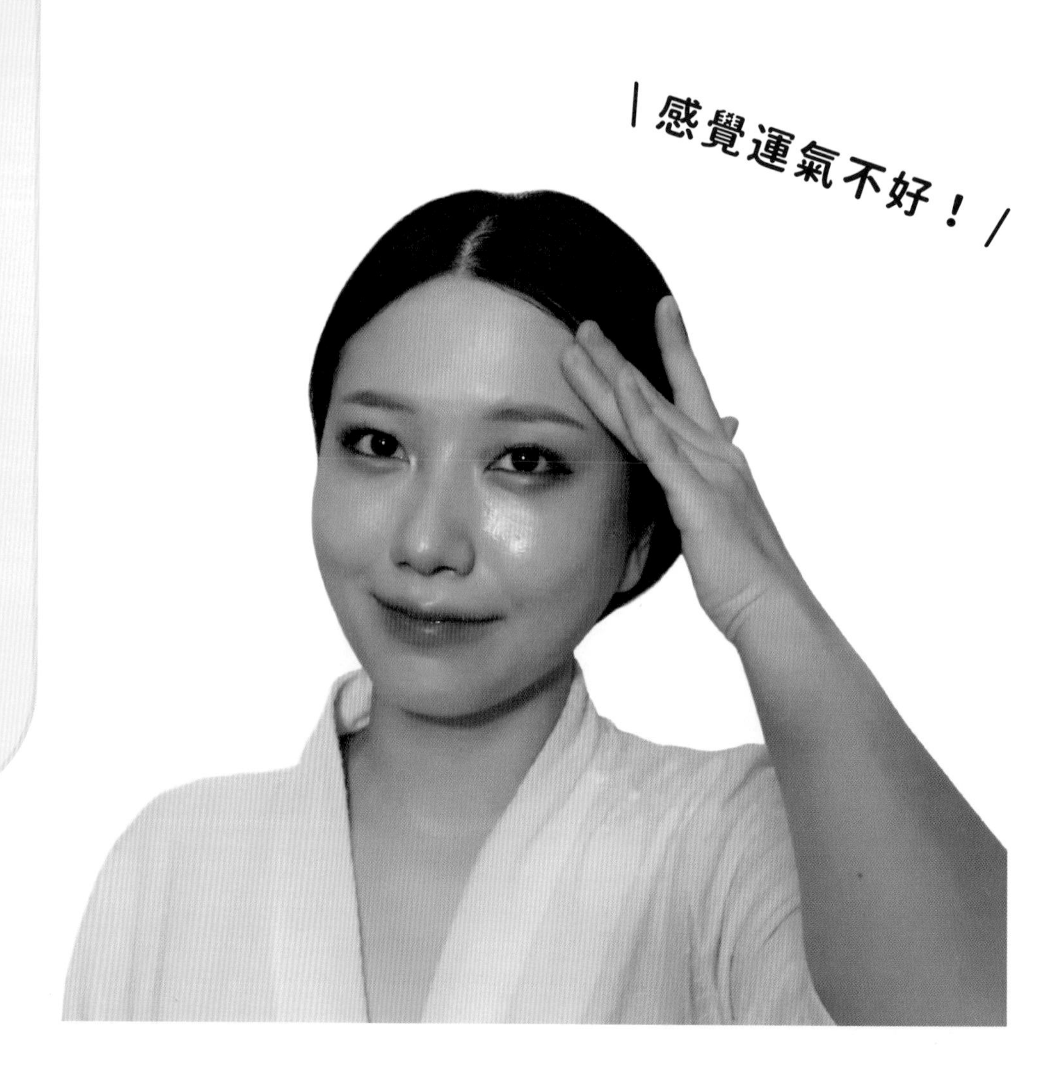

因為額頭皺紋，臉部看起來不夠飽滿

影音教學示範

覆蓋額頭的兩片額肌（覆蓋頭骨的前測肌肉）從頭皮連接到後腦勺的枕肌（覆蓋頭骨的前側肌肉）。枕肌連接後側肌肉，而後側肌肉又連接到背部肌肉。由於肌肉彼此連接的關係，所以只要持續地按摩就可以達到額頭拉提效果。按摩包含後腦勺和頭頂髮際線的頭皮，也有助於額頭和眉毛的拉提效果。如果最後再按摩額肌，會讓效果加倍。挑眉時會運動到額肌，這樣一來抬起額頭時就會長出橫向皺紋。因此，張開眼睛時，不要習慣性地用到額頭肌肉是非常重要的。額肌雖然分成左右兩片，但因為面積相當大的關係，要分段局部細心地按摩，才能確實地舒緩整塊肌肉。

\\ CHECK POINT //

- ☐ 洗臉後先擦上乳霜或精油（P.64）
- ☐ 一定要先做熱身按摩的第 3 階段頭皮按摩（P.75）
- ☐ 完成熱身按摩後，做 8 分鐘全臉經絡按摩（P.158）舒緩僵硬的臉部肌膚。
- ☐ 先做眉間按摩（P.150），可以大幅提升效果。

1 額頭畫圓滾壓

30
秒

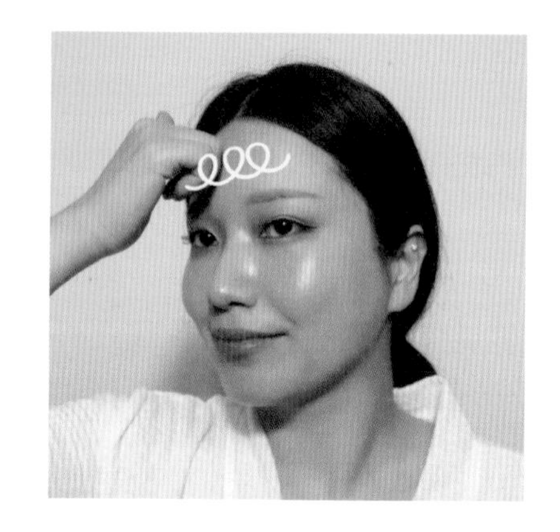

握起拳頭，用畫圓的方式慢慢滾壓30秒。只有舒緩了緊繃的額頭肌肉，才能撫平皺紋。

2 額頭畫 Z 字形

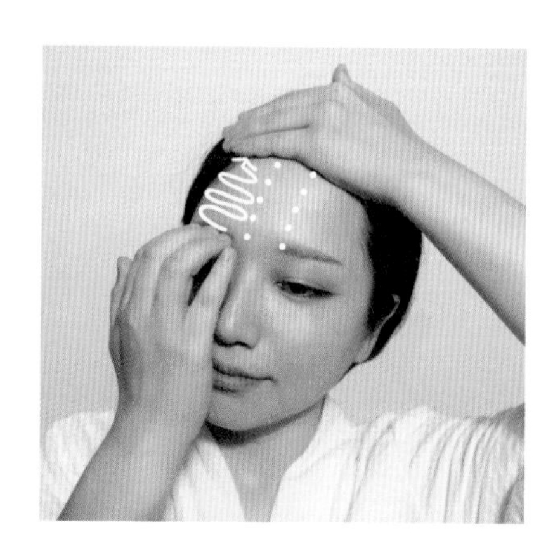

把額頭分成三等份，由下往上稍微快速地畫Z字形。此時，另一隻手稍微抬起髮際線，將額頭舒展成平坦的狀態。三個區塊都要做1次。

3 額頭畫 X 字形

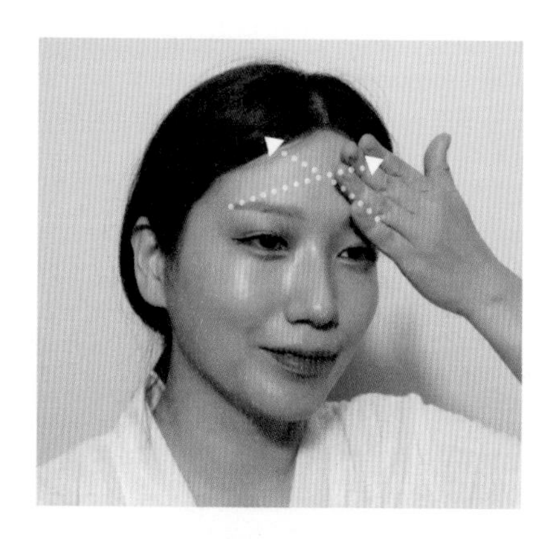

從眉毛中間到額頭尾端，順著大斜線方向往上推。雙手都各自按摩1回算1次。重複8次，可以刺激額頭的整塊筋膜。

4
往上推額頭

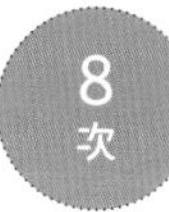

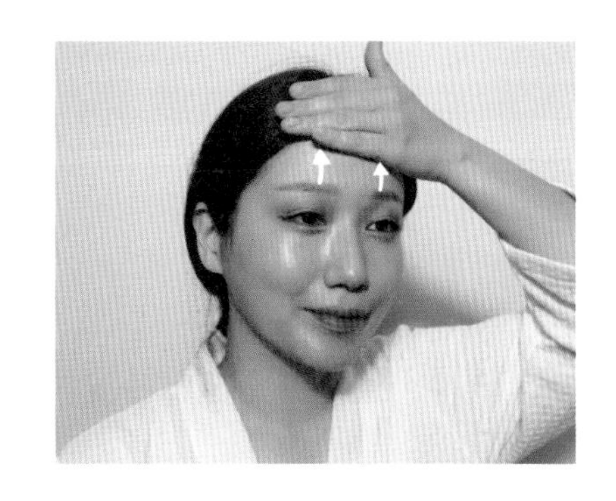

包含眉毛，把額頭整體向上推到髮際線。雙手都各推1回算1次。重複8次，可以舒展皺紋和拉提下垂的額頭。

5
往下推額頭

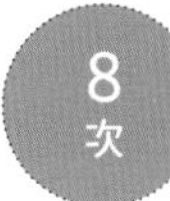

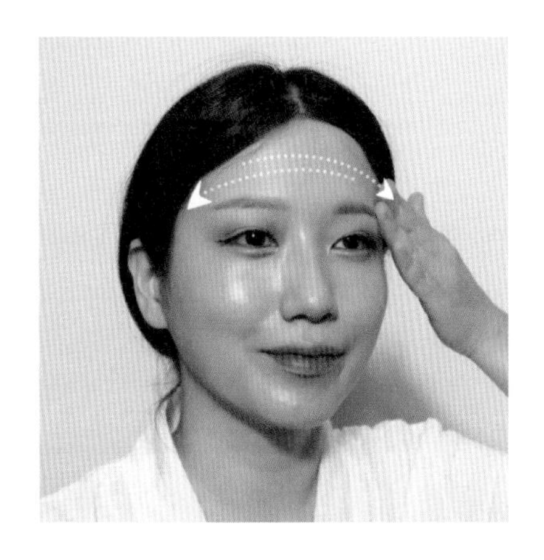

手放在額頭上，讓手覆蓋住眉毛和額頭。用一隻手反方向地從額頭左側往右推到顳顬；另一隻手也做相同動作。雙手都完成一回算1次，重複8次。這個動作可以舒展眉間皺紋，同時將老廢物質推到顳顬。

6
排出顳顬的老廢物質

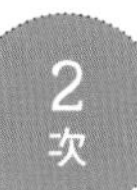

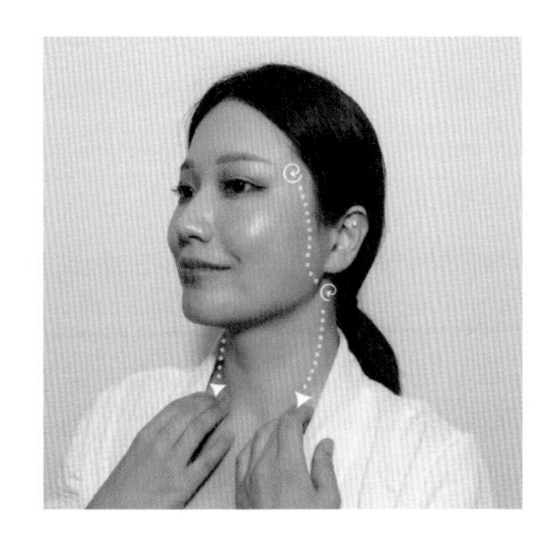

雙手貼著顳顬，用畫小圓的方式滾壓2次。接著從顳顬慢慢往下推到下巴末端，然後繞道耳朵後面。先在耳後畫小圓滾壓2次，再從順著頸線往下推到鎖骨上方（淋巴終端），就可以排出老廢物質了。重複2次。

▶ 按摩之後用濕毛巾清潔（P.65）。

TIP➕plus tip

每日 8 分鐘全臉經絡按摩

影音教學示範

如果每天都要花 20 ～ 30 分鐘做全臉經絡按摩，對於忙碌的現代人來說是相當困難的事。只是我們的皮膚每天都在慢慢老化中，如果放任皮膚和筋膜不管、讓體液流動停滯，進而變成死水的話，會讓皮膚組織和細胞活在死水中。每天透過呼吸器官入侵體內的病毒、死去的細胞或發炎等，都會混合在一起。如此一來，覆蓋在肌膚和肌肉之間薄薄的筋膜，一整天支撐著皮膚層之後，就會陷入疲累狀態。當筋膜力量不足時，肌膚就會因為地心引力開始下垂。

因此，最好每天都能將當天囤積的老廢物質排出。如果實在沒有時間或是精神狀態不佳，最理想狀況是至少要做 5 ～ 10 分鐘的簡單按摩，將老廢物質排出。就像用餐後養成馬上洗碗的好習慣，即使覺得麻煩，要不要也嘗試看看養成每天排毒的好習慣呢？下一頁開始，介紹的是時間不夠用時，可以迅速進行的 8 分鐘全臉經絡按摩。當你覺得按摩很麻煩時，只要進行這套就可以了。

▶ 洗臉後先擦上乳霜或精油（P.64）

1
按揉頭皮側邊（顳肌）

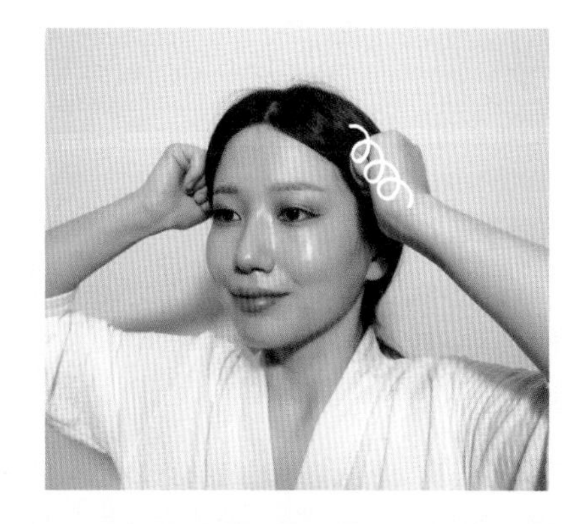

雙手握拳，用指關節放鬆顳肌20秒。顳肌分布的範圍很廣，用畫圓的方式滾壓，可以感受到起伏不平的肌肉，也會感到十分舒爽。這個動作可以促進血液循環，以及舒緩連接顳肌和與顳肌連結的臉部肌肉。

2
拉胸鎖乳突肌

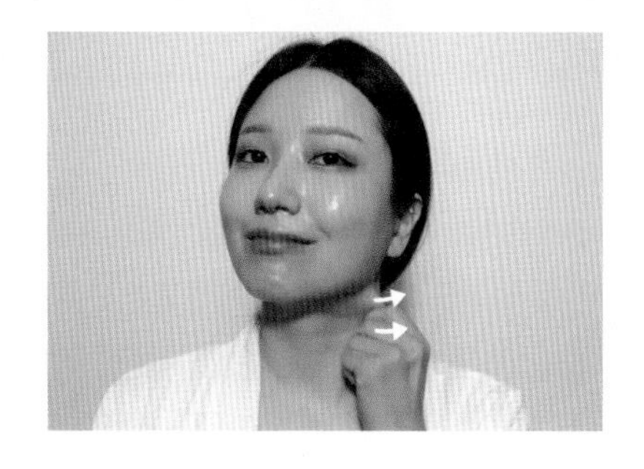

拉起胸鎖乳突肌後，輕輕地往旁邊拉。上下來回拉1回算1次。重複8次，可以促進淋巴循環和舒緩肌肉。

3
往下推頸部

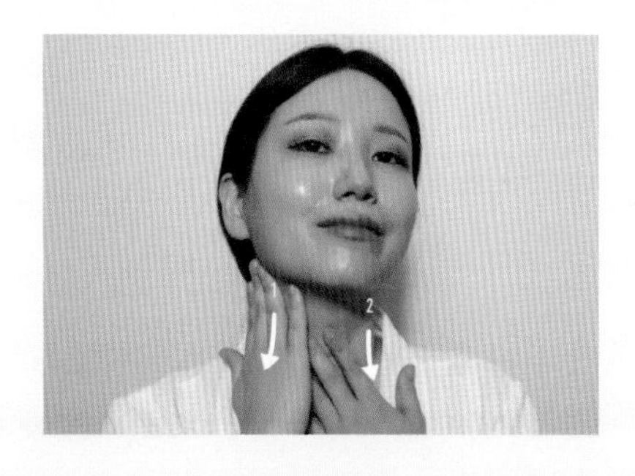

把頸部分成兩個區塊，用手掌輕輕地往下推，可以促進淋巴循環。雙手都推過1回算1次，重複5次，加起來總共10次。

4
往上推頸部

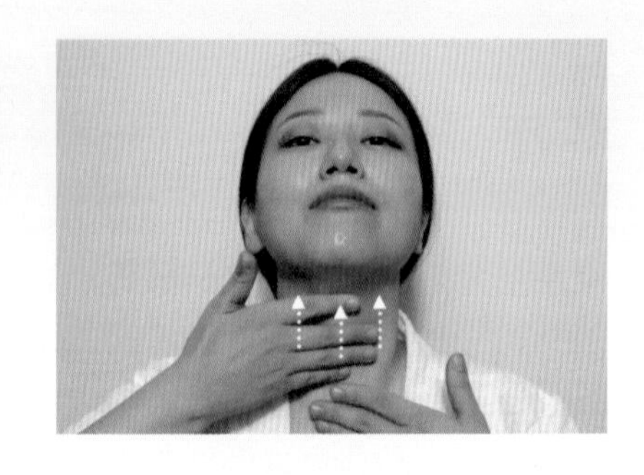

把頸部根據縱向分成三個區塊，每區各自用雙手快速地往上推5次。雙手推過1回算1次，總共15次。

5
滾壓咀嚼肌

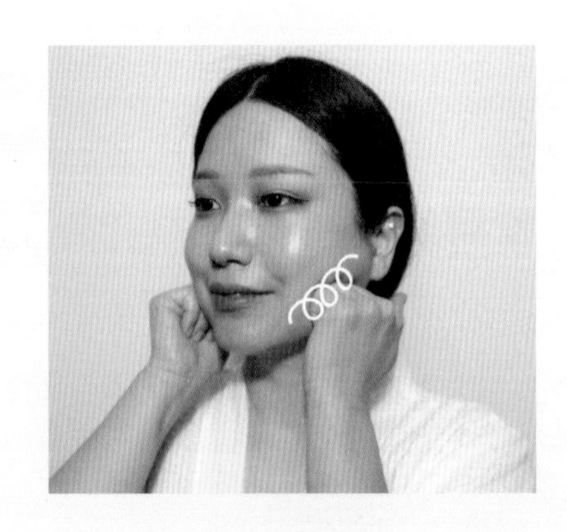

雙手握拳，用關節輕輕按壓咀嚼肌，並慢慢地用畫圓的方式滾壓20秒。如果咀嚼肌很緊繃，下巴體積就會變大，也會讓咀嚼肌本身的筋膜和皮膚循環變差。如此一來，就有可能生成皺紋或使皮膚下垂。

6
滾壓側顴骨

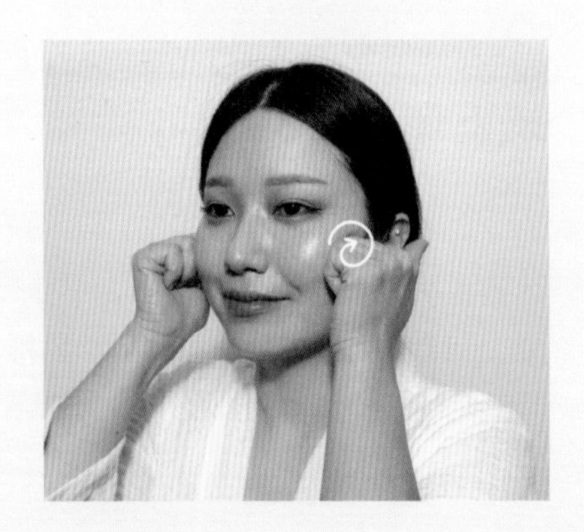

雙手握拳，用指關節輕輕按壓側顴骨，並慢慢地滾壓15秒。可以放鬆僵硬表情和顴骨肌肉，如果覺得太刺激，可以用拳頭滾壓前面的臉頰，側邊則用按揉的方式。

7
搓揉下巴中央

8
次

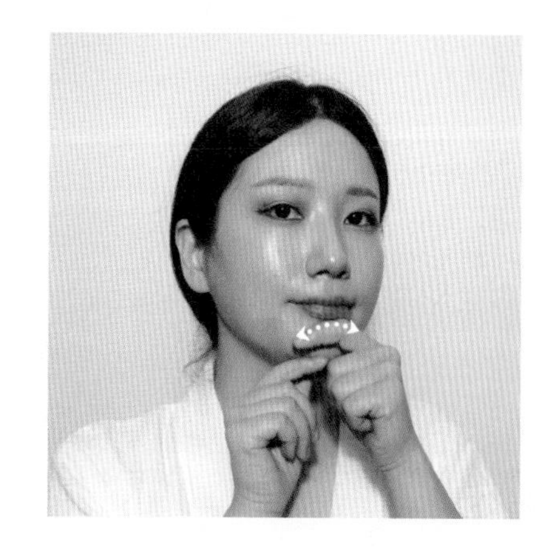

下嘴唇和下巴中間凹陷的地方有承漿穴，將手指放在這個部位，往兩旁搓揉。一邊手指搓揉8次，除了可以刺激承漿穴，還可以舒緩下巴肌肉。隨著老化，下巴中間的肌肉開始萎縮，會越來越圓，以至於讓嘴角下垂更加明顯。

8
整個下顎線往上推

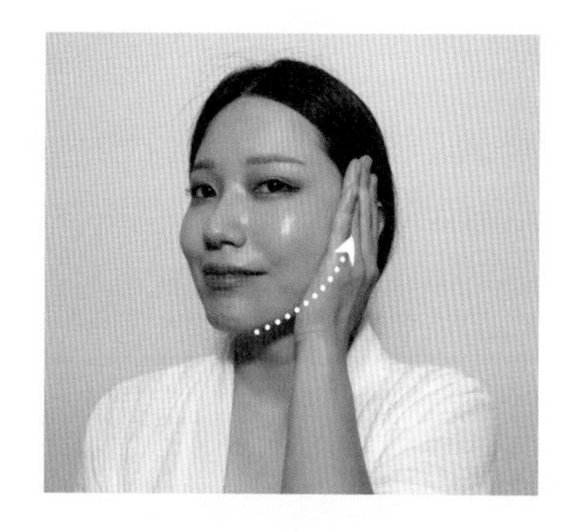

大拇指托著下巴，用手掌包住下顎線往耳朵前方往上推8次。不只可以將老廢物質推到耳朵前面的淋巴結（腮腺、臉部下方），同時還能恢復下顎線彈性。

▶ 另一邊也用相同的動作進行按摩。

9
把老廢物質推到耳後

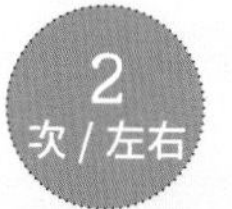

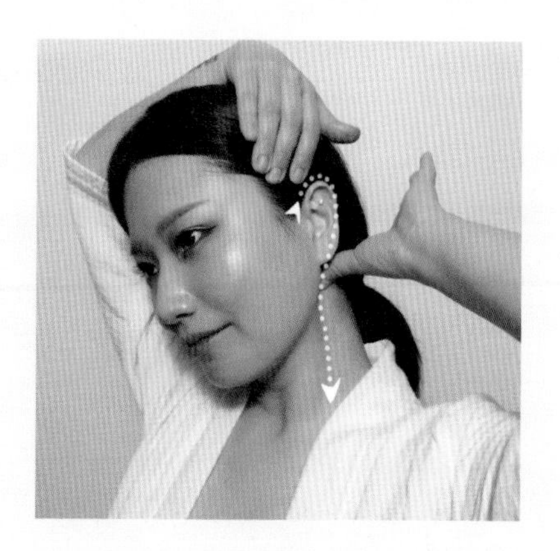

用大拇指將囤積在耳朵前方的老廢物質推到耳後，然後順著耳後推到鎖骨上方的淋巴終端。重複2次。此時，另一隻手把髮際線往上拉提固定住，有利於排出老廢物質和下顎線拉提。

▶ 另一邊也用相同的動作進行按摩。

10
排出眼角老廢物質

1
次

第 1 階段

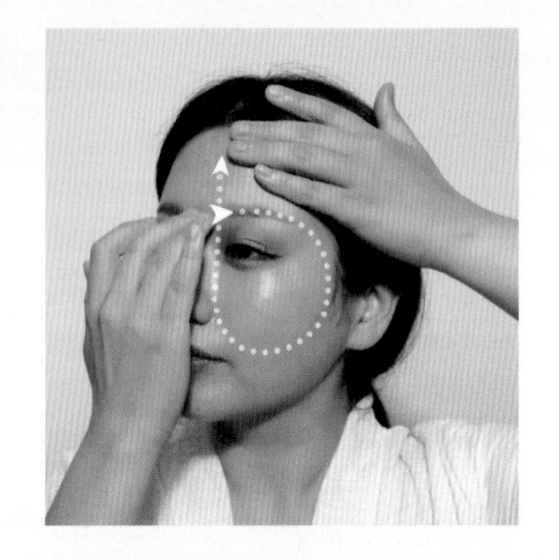

一隻手的中指和無名指順著眉頭→顳顬→顴骨下面→鼻子旁邊→眉頭的順序，慢慢的畫圓。此時，用一隻手將額頭稍微抬起，固定住位置。

▶ 步驟10～12算一組。一共要重複5組，所以先完成一邊的按摩。

11
排出眼角老廢物質

1
次

第 2 階段

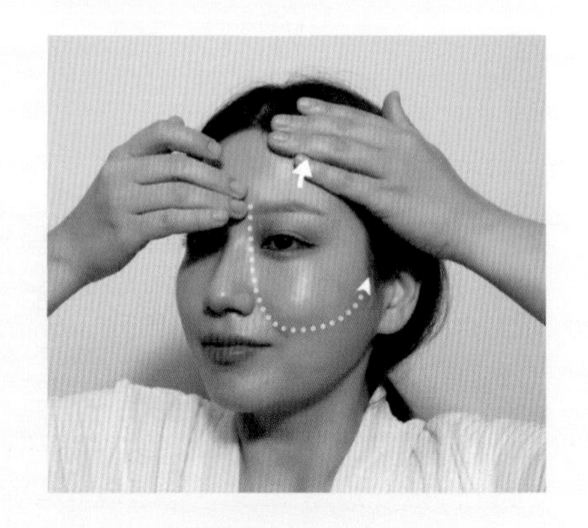

一隻手的中指和無名指順著眉頭→鼻子旁邊→顴骨下面→鬢角的順序，慢慢的畫半圓。此時，用一隻手將額頭稍微抬起，固定住位置。

12
排出眼角老廢物質

1
次

第 3 階段

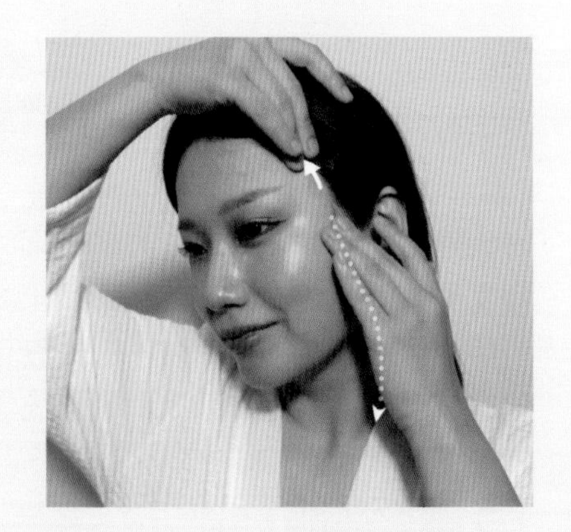

用一隻手將太陽穴稍微抬起，固定住位置；另一隻手把匯集在鬢角的毒素，推到鎖骨上方（淋巴終端）。

▶ 重複五組排出眼角老廢物質1，2，3階段（步驟10～12）；另一邊也用相同動作按摩。

13
從鼻子旁邊（迎香穴）往上推

8次

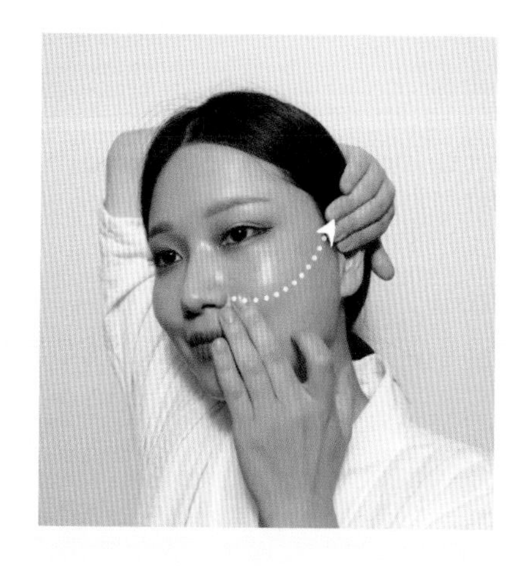

用中指和無名指從迎香穴開始往上推，經過位於顴骨下方的巨髎穴、顴髎穴之後，到達髮際線，重複8次。這個動作除了可以同時刺激穴道，還能放鬆顴小肌和顴大肌，產生顴骨拉提的效果；另一隻手繞到後腦勺，稍微將髮際線往上抬起，可以提升拉提的效果。

▶ 另一邊也用相同的動作進行按摩。

14
往上推眼下部位

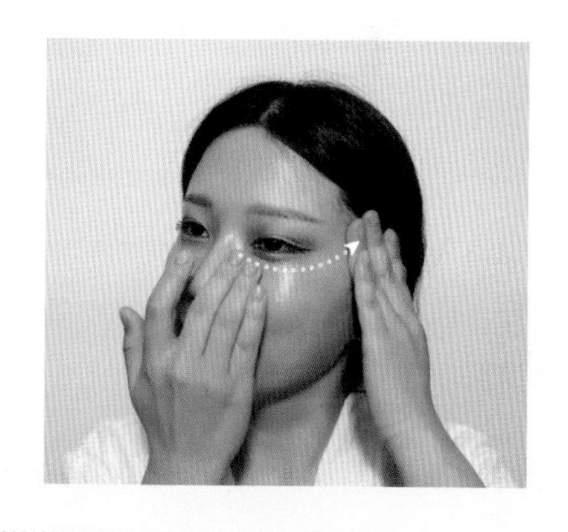

從眼下部位開始往上推到髮際線，重複8次。這個動作可以同時刺激睛明、承泣、四白、瞳子髎、太陽等穴道。只有眼角周圍的血液循環暢通，才能夠改善黑眼圈。

▶ 另一邊也用相同的動作進行按摩。

15
從嘴角推到顳顬

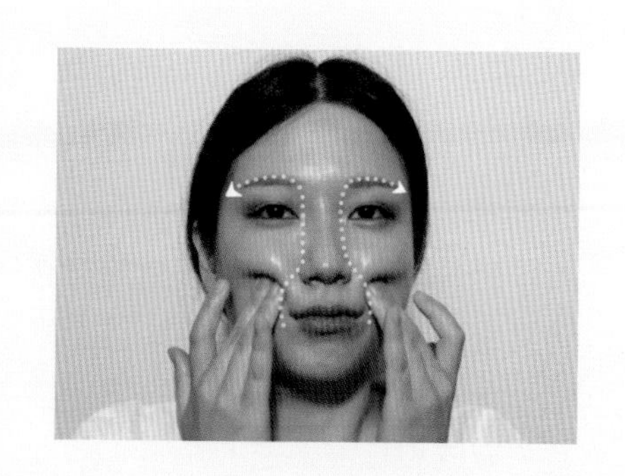

順著嘴角→法令紋→鼻子旁邊→眉毛→顳顬的順序，往上推3次。這個動作可以同時刺激許多穴道，並加強臉部拉提效果。

16
額頭畫圓滾壓

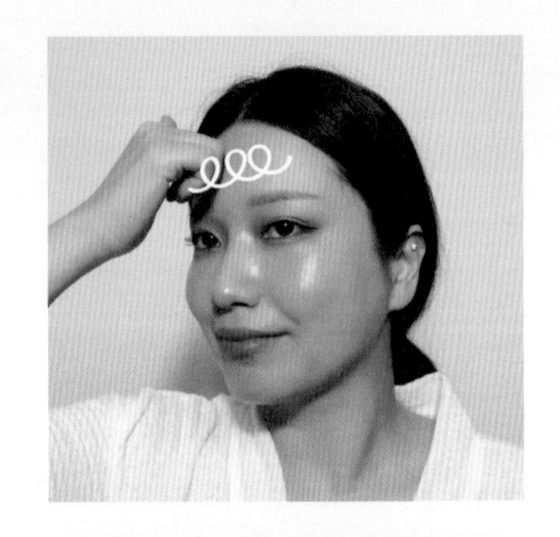

雙手握拳，用畫圓的方式慢慢滾壓15秒。只有舒緩緊繃的額頭肌肉，才能夠撫平皺紋。

17
額頭畫 X 字形

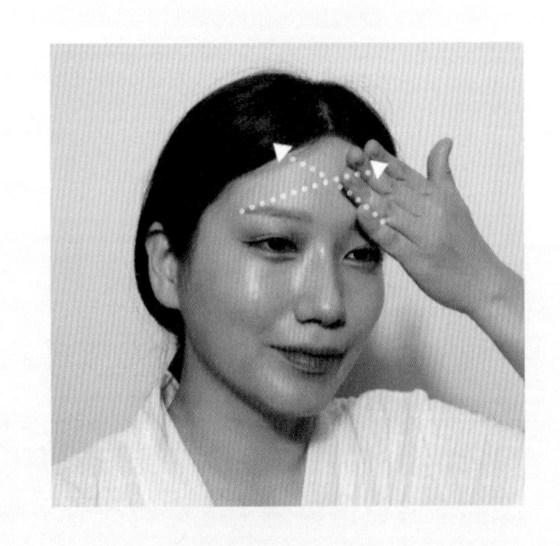

從眉毛中間往額頭尾端，順著大斜線方向往上推。雙手各自按摩1回算1次，重複8次可以刺激額頭的整塊筋膜。

18
往上推額頭

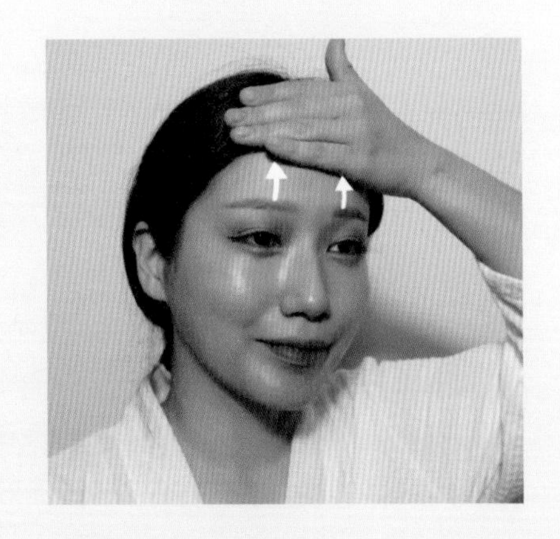

包含眉毛，然後把額頭整體往上推到髮際線。雙手都各推1回算1次。重複8次可以舒展皺紋和拉提下垂的額頭。

19
往下推額頭

8次

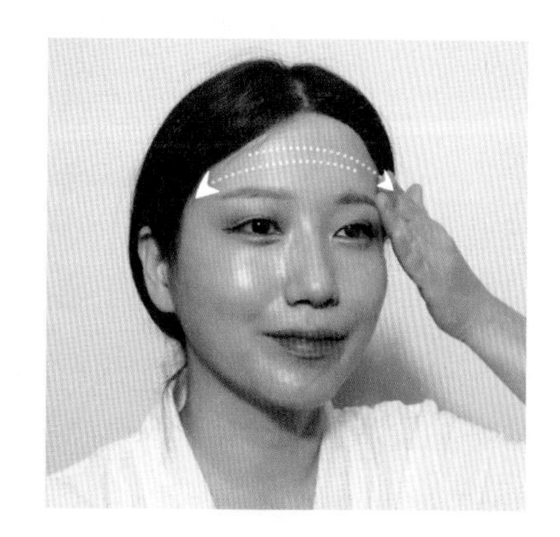

手放在額頭上，讓手覆蓋住眉毛和額頭。用一隻手反方向地從額頭左側往右推到顳顬；另一隻手也做相同動作。雙手都完成一回算1次，重複8次。這個動作可以舒展眉間皺紋，同時將老廢物質推到顳顬。

▶ 重複五組排出眼角老廢物質1，2，3階段（步驟2～4）。另一邊也用相同動作按摩。

20
排出顳顬的老廢物質

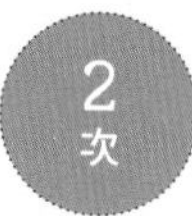

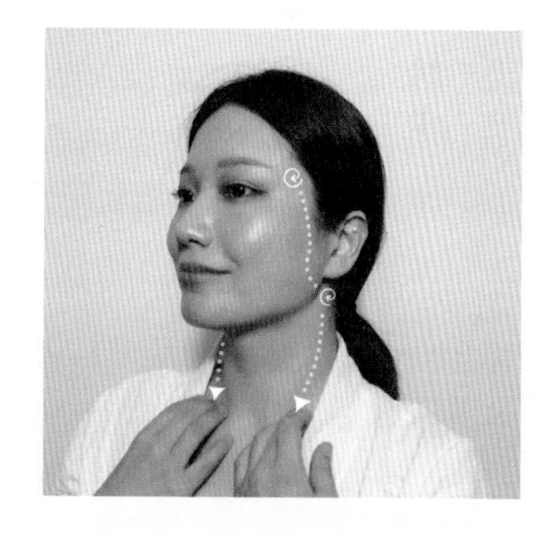

雙手貼著顳顬，用畫小圓的方式滾壓2次。接著，從顳顬慢慢往下推到下巴末端，然後繞到耳朵後方。先在耳後用畫小圓的方式滾壓2次，再順著頸線往下推到鎖骨上方（淋巴終端），排出老廢物質，重複2次。

▶ 按摩之後用濕毛巾清潔（P.65）。

TIP + plus tip

拯救下垂肌膚的緊急筋膜按摩

影音教學示範

所謂的「筋膜按摩」，是指運用大拇指和中指的按摩技巧。由於筋膜按摩不會使用到手掌，只用手指抓起厚厚的皮下脂肪，因此可以刺激到肌膚下的筋膜。適當刺激筋膜，不僅會改善筋膜僵硬的狀況，還能恢復其彈性，最終促進筋膜和皮膚層之間的體液循環和排出多餘老廢物質。體液循環暢通之後，不只可以消除浮腫，還可以減少脂肪細胞的流失，讓雙下巴變小，當然也有助於兩側臉頰變得飽滿。筋膜按摩從頸部到額頭都可以進行，適用於全臉所有部位。皮下脂肪比較薄的部位，例如，頸部、眼睛下方和額頭，要用比較適中的力道按摩。除此之外，像雙下巴或顴骨部位下垂的臉頰肉，則可使用較強的力道按摩。因為必須抓到皮下脂肪層，所以手和臉部不能有太多油分。推薦洗臉後，在只有擦化妝水的狀態下進行筋膜按摩。

1
雙下巴筋膜按摩

8
次 / 左右

抓起雙下巴後，往耳朵方向拉以刺激筋膜。重複8次，可以強化雙下巴的彈性。如果雙下巴實在太肥大，也可以用雙手抓起來之後，再往上拉提。

▶ 另一邊也用相同的動作進行按摩。

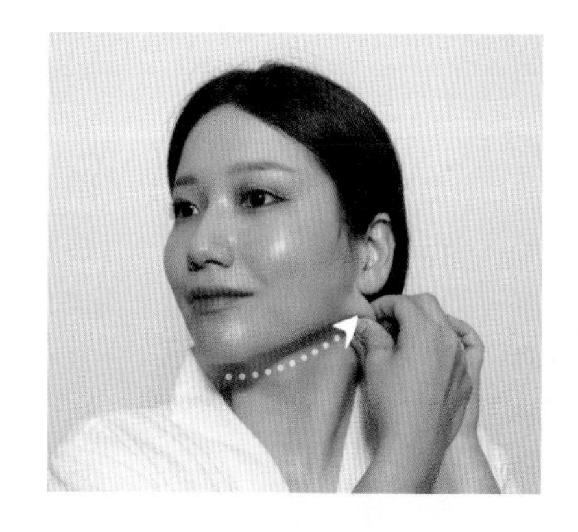

2
下顎線筋膜按摩

抓起下顎線肌膚後，往耳朵方向拉以刺激筋膜。重複8次，可以強化下顎線的彈性。如果下顎線太厚，也可以用雙手抓起來之後再往上拉。

▶ 另一邊也用相同的動作進行按摩。

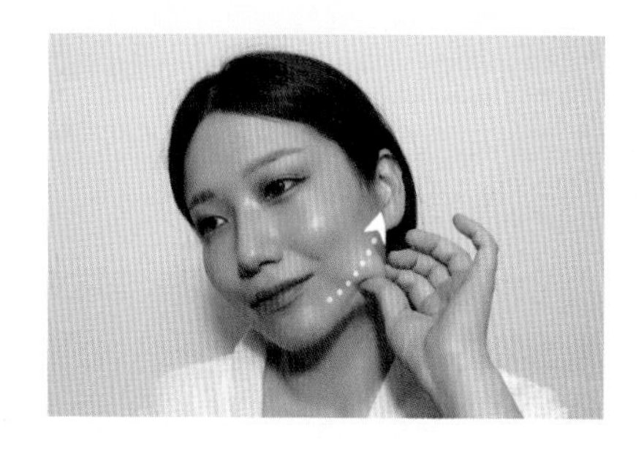

3
臉頰筋膜按摩

用雙手抓起下垂的臉頰肉，往顴骨方向往上拉以刺激筋膜。重複8次，可以強化臉頰的彈性。

▶ 另一邊也用相同的動作進行按摩。

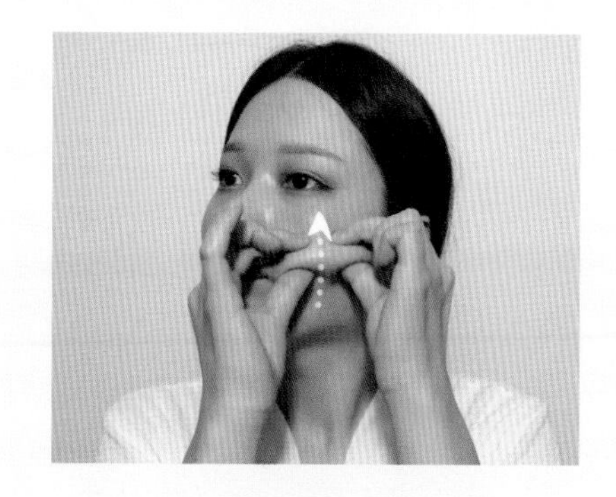

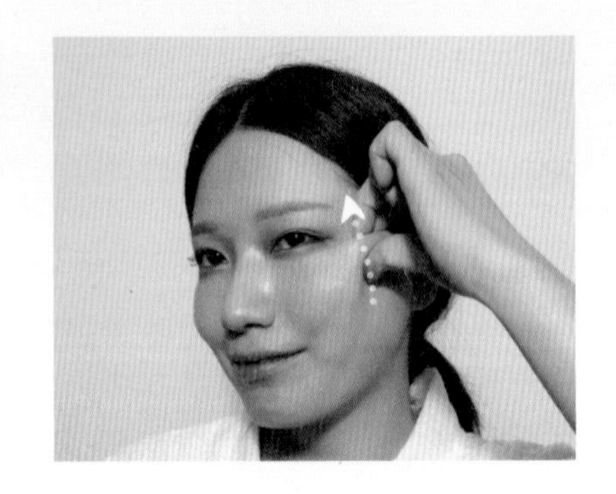

4
眼角筋膜按摩

8
次 / 左右

抓起側顴骨後，往顳顬方向拉以刺激筋膜。重複8次，可以強化下垂的顴骨和眼角的彈性。

▶ 另一邊也用相同的動作進行按摩。

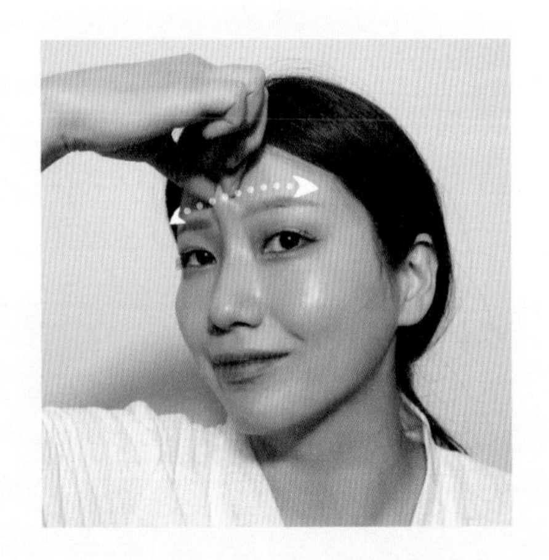

5
額頭筋膜按摩

抓起眉間、眉毛和額頭之後，往兩側移動就可以刺激筋膜。因為眉毛和眉間的皮下脂肪較厚，所以會比較好抓，但是額頭很薄就不太好施力。此時先抓起抓得到的部位，左右拉，再慢慢更換位置。因為刺激筋膜時，主要是要有抓起來的動作。

▶ 按摩之後用濕毛巾清潔（P.65）

TIP⊕ plus tip

改善潮紅的排膿按摩法

影音教學示範

潮紅是真皮毛細血管擴張或表皮發炎，導致臉頰發紅的現象。如果紅得顏色過深、發癢、長痘痘等，並同時感到疼痛的話，就有可能是得了皮膚相關疾病，這時必須接受專業的治療。如果症狀輕微，就可以透過按摩解決。排膿按摩對改善潮紅非常有效，排膿的意思是「排出膿液（炎症）」。原理是促進血液循環和淋巴循環後，進而排出膿液。慢慢地來回幾次，刺激鎖骨上方的淋巴就可以順利排出老廢物質。如果想要更徹底地改善潮紅，可能需要避免經常出入三溫暖或抽菸、飲酒等，避免過度刺激血管收縮。

▶ 洗臉後先擦上乳霜或精油（P.64）。

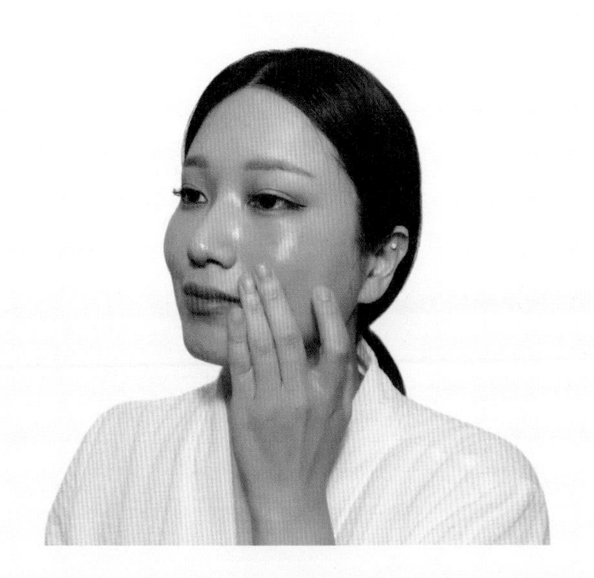

1 刺激頸上淋巴

20次

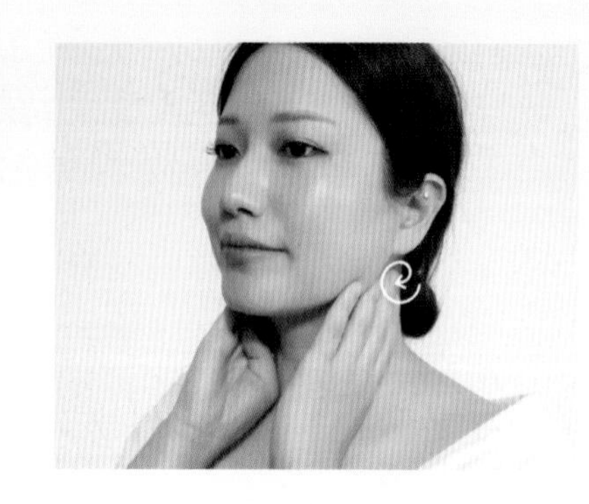

耳朵後方的凹陷處是翳風穴，也是頸上淋巴的所在位置。按壓這個部位，並同時慢慢地畫小圓20次。用溫熱的手掌刺激淋巴，幫助排出囤積的老廢物質。

2 往淋巴終端滾壓

10次/左右

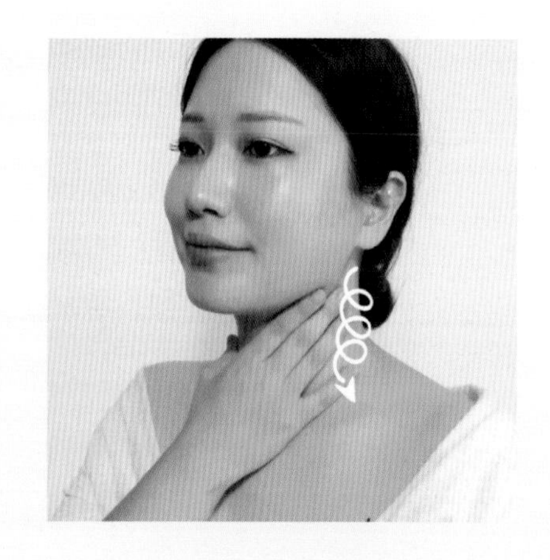

在上一個步驟中，已經充分地刺激頸上淋巴並鬆開老廢物質。接著，要把這些老廢物質往淋巴終端推。慢慢地用畫圓的方式，確實地從耳朵後方滾壓到鎖骨上方，重複10次。

▶ 另一邊也用相同的動作進行按摩。

3 刺激淋巴終端

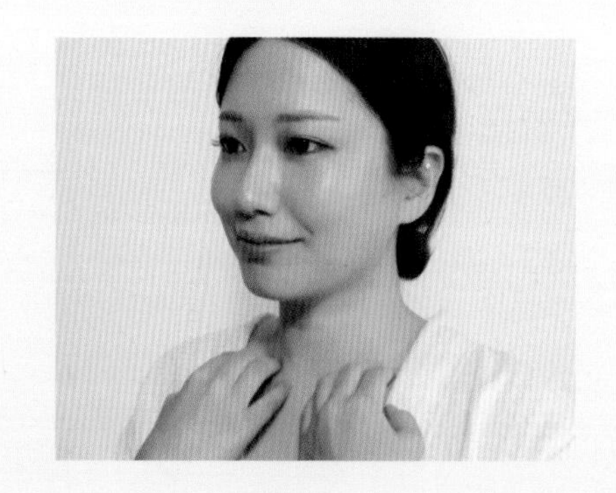

輕輕地按壓鎖骨上方的淋巴終端，以便排出囤積的老廢物質。慢慢地按壓10次，就會感到脈搏加快，因此按摩時搭配深呼吸會感覺比較舒服。

4 刺激耳前淋巴、頷上淋巴

10次

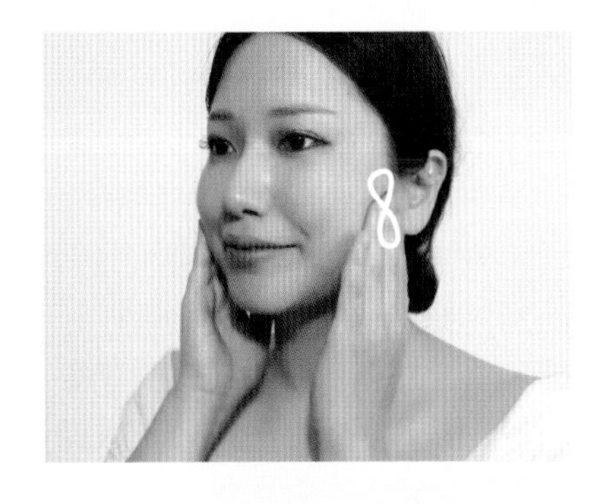

鬢角位置有耳前淋巴和頷上淋巴兩個淋巴。以手指寫大8的方式，慢慢地按壓就可以刺激囤積在淋巴結的老廢物質。重複10次。

5 往淋巴終端滾壓

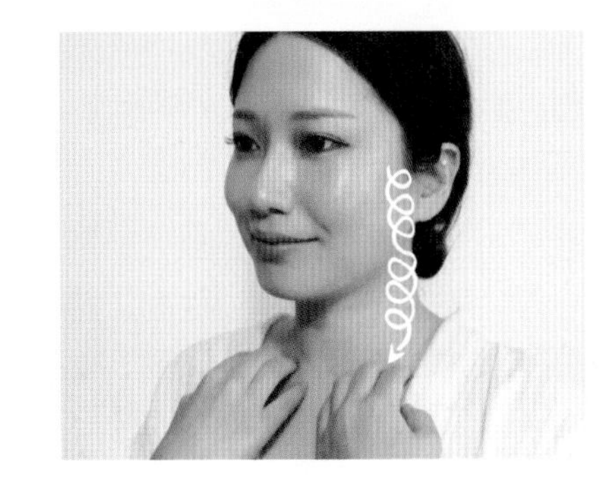

用畫圓的方式，慢慢地從鬢角滾壓到淋巴終端，就可以將囤積在鬢角的老廢物質推至淋巴終端。重複10次。

6 推開整個臉頰

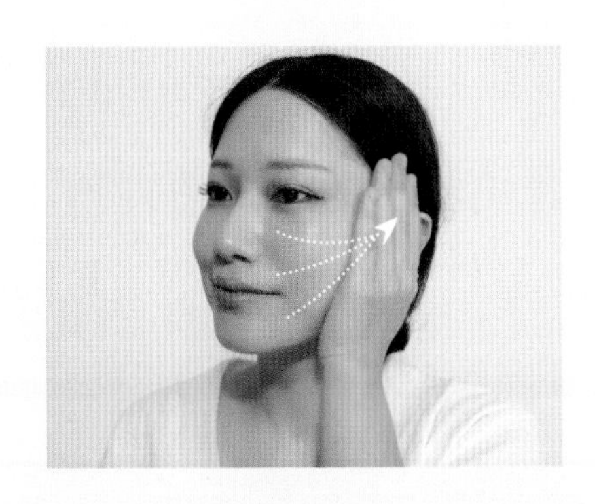

用手掌從眼睛下面開始推至下巴末端。推的過程，手掌要緊貼著臉頰，就像正在擠扁牙膏一般，輕輕地往鬢角淋巴方向推。感覺1秒只有移動1cm，非常緩慢地推。重複8次。

▶ 另一邊也用相同的動作進行按摩。

7
按揉耳前

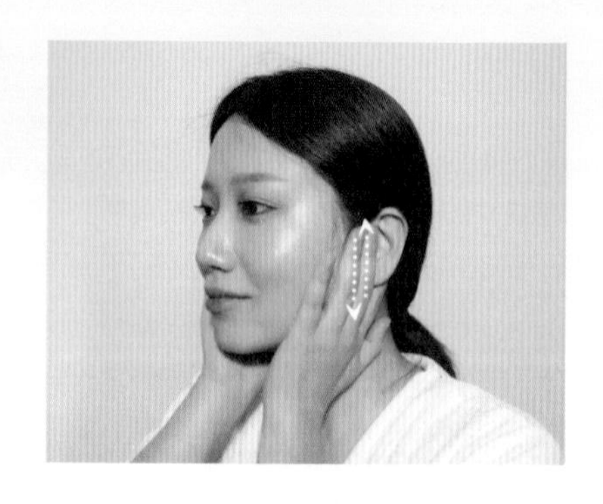

耳前的凹陷處有一列穴道，分別是耳門、聽宮、聽會。用手指輕輕地上下來回按揉，重複15次。這裡也是大動脈會經過的地方，刺激穴道之後可以促進體液循環，進而幫助排出老廢物質。

8
往淋巴終端滾壓

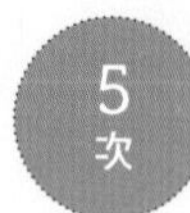

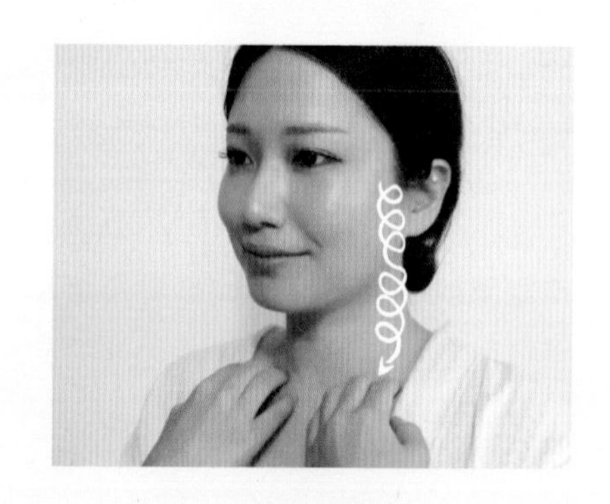

用畫圓的方式，慢慢從鬢角滾壓至淋巴終端，可以將囤積在鬢角的老廢物質推出。重複5次。

9
推出額頭的老廢物質

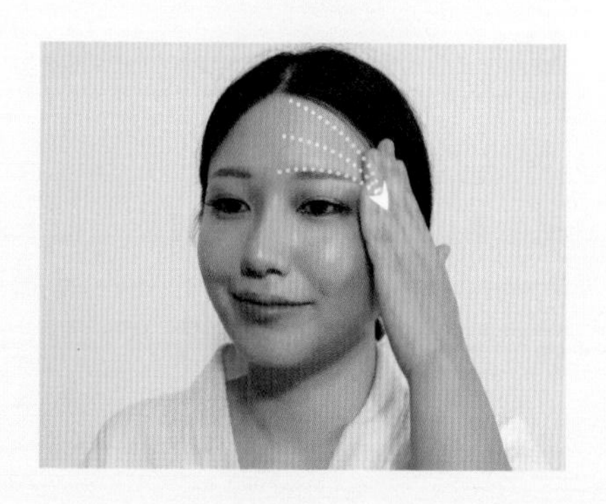

用手掌貼著額頭輕輕地推，將額頭的老廢物質搬運到顳顬。雙手各推過1次算1回。重複8次。

▶ 另一邊也用相同的動作進行按摩。

10
往淋巴終端滾壓

5
次

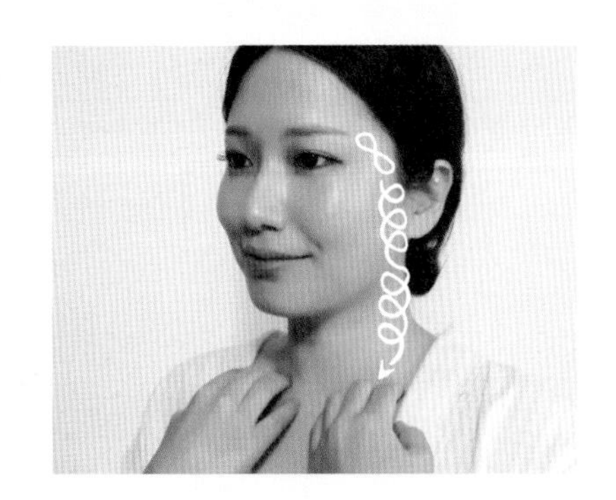

最後，必須把搬運到顳顬的老廢物質往淋巴終端推。輕輕地壓著顳顬，然後用畫圓的方式慢慢地往下滾壓。重複5次。

\\ TIPS //

按摩之後
用面膜降溫

做完排膿按摩後的降溫過程十分重要。按摩之後，先用濕毛巾擦拭全臉，接著用冰涼的泥漿面膜或一般面膜敷臉幫助降溫。敷臉結束之後，先不要拍打臉頰，而是再次用濕毛巾輕輕擦拭全臉。因為面膜的保養液有可能會阻塞毛孔，進而引發其他皮膚問題。清潔完畢之後，再擦上一般的基礎保養品。

TIP plus tip

改善浮腫的下半身淋巴循環按摩

影音教學示範

因為下半身離心臟較遠，所以下半身的血液循環會比上半身遲緩，也就更容易浮腫。因此血管旁邊的淋巴管也很容易不暢通。透過按摩可以同時促進血液循環和淋巴循環，進而改善浮腫問題。按摩下半身時，主要是要刺激鼠蹊部（胯下，Y 部位）。首先要把囤積在鼠蹊部的老廢物質清空，然後再把腿部的老廢物質推到鼠蹊部，最後再次把鼠蹊部的老廢物質清空。特別是女性如果想要照顧好子宮的話，就必須保持下半身體液循環暢通。如果你有浮腫問題的話，請每天或 2 ～ 3 天按摩一次鼠蹊部。如果按摩前能夠泡全身浴或半身浴的話，能夠更加有效地促進血液循環。按摩僵硬的小腿肌肉之後，並不會讓腿部肌肉減少，因此按摩時要施加適當的力道來促進淋巴循環。最後一點是，讓腿部感受溫熱很重要的，所以用手按摩的效果比使用道具來得更佳。

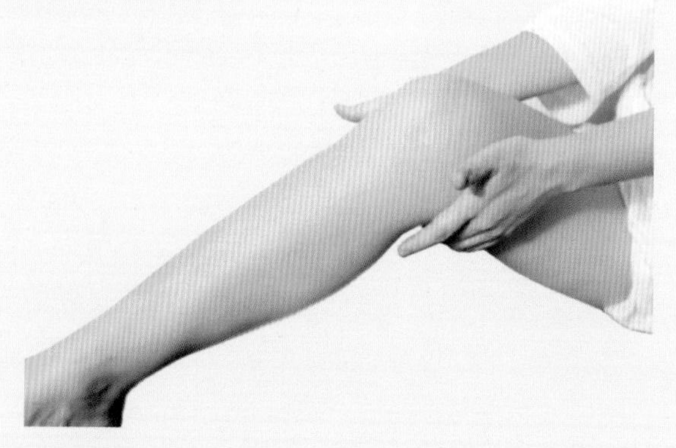

1
敲打鼠蹊部

手上像是拿著雞蛋般地握著，敲打鼠蹊部就可以排出囤積在淋巴結的老廢物質。力道像是拍打嬰兒屁股般就可以了。因爲鼠蹊部比其他淋巴結更加敏感，如果太過用力，可能會腫起來或產生不舒服的痛感。

▶ 另一邊也用相同的動作進行按摩。

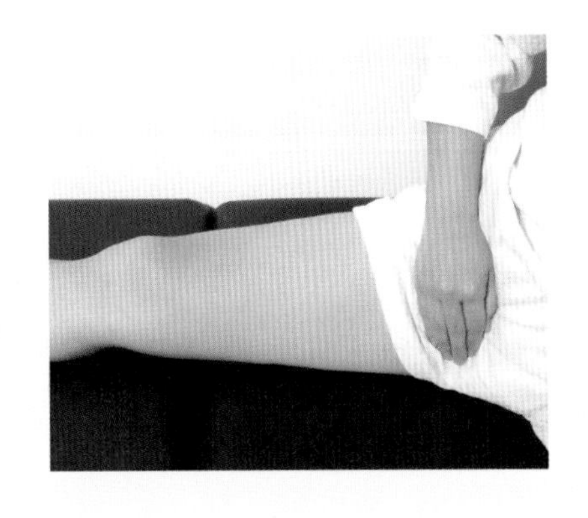

2
滾壓大腿內側

大腿內側靠在地板上，用畫圓的方式慢慢地往鼠蹊部方向滾壓。大腿內側的體液循環不順暢，就很容易產出橘皮組織。重複8次。

▶ 另一邊也用相同的動作進行按摩。

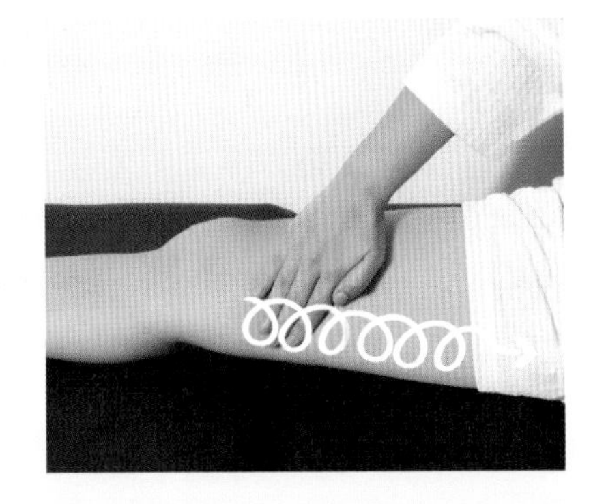

3
刺激小腿前側

1
次 / 左右

握拳後，用畫Z字形的方式從腳背按壓到膝蓋下方。這些部位上布滿許多穴道，透過這種方式給予刺激之後，可以促進血液循環和淋巴循環。不只是小腿前側需要按摩，後側也要一併按摩才能真正改善小腿浮腫。

▶ 另一邊也用相同的動作進行按摩。

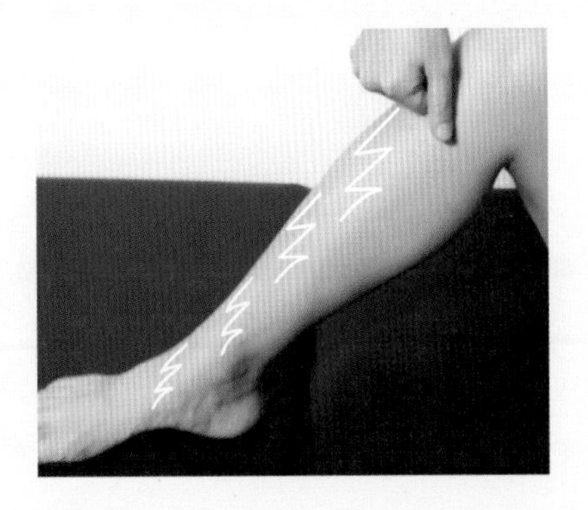

4
往上推小腿前側

8
次 / 左右

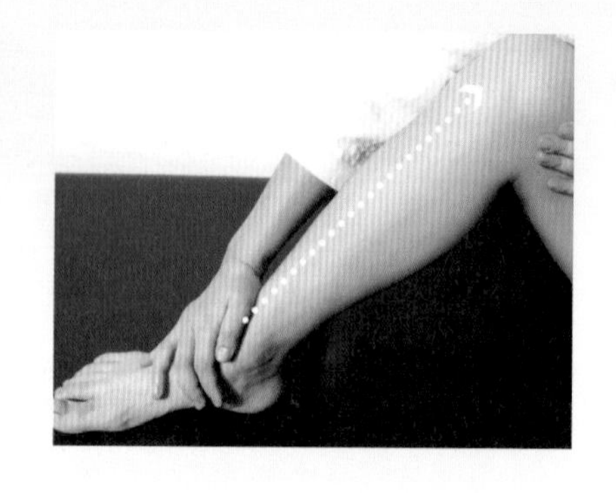

在前一個步驟中，已經適度地刺激了小腿。接著，就是從腳踝往上推，用手掌輕輕地推到膝蓋的位置，重複8次。

▶ 另一邊也用相同的動作進行按摩。

5
往上推小腿後側

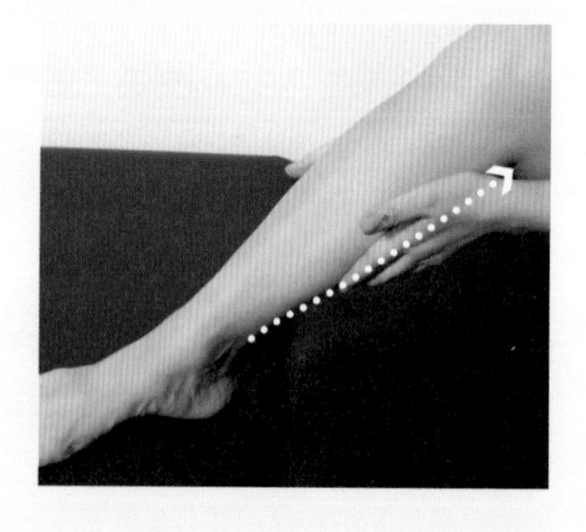

用雙手從腳踝後方開始慢慢往上推到膝窩，重複15次。推到小腿中間部位時，要稍微用力按壓。這是將老廢物質搬運到膝窩淋巴結的過程。

▶ 另一邊也用相同的動作進行按摩。

6
刺激膝窩

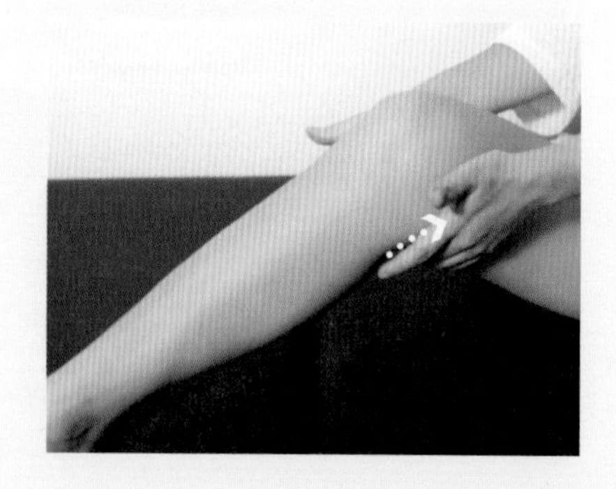

以下半身來看，膝窩的淋巴結數量僅少於鼠蹊部。伸長腿之後再按壓或捏揉，可以更加有效地排出老廢物質。

▶ 另一邊也用相同的動作進行按摩。

7
往上推大腿

15
次 / 左右

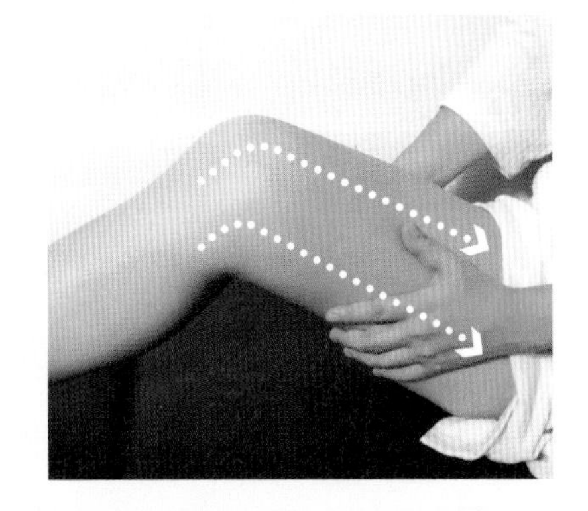

接著，要將腳踝移動到膝蓋上的老廢物質搬運到鼠蹊部。雙手抱住大腿兩側，往上推15次。往上推的過程，必須輕柔緩慢地按壓。

▶ 另一邊也用相同的動作進行按摩。

8
敲打鼠蹊部

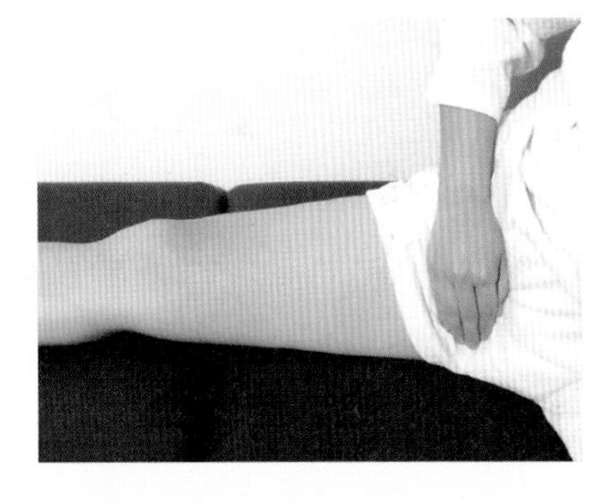

再次輕輕敲打鼠蹊部30次，排出所有老廢物質。

▶ 另一邊也用相同的動作進行按摩。

TIP➕plus tip

圓滿地完成體液循環的最後步驟！

影音教學示範

腳底按摩

腳被稱為「第二顆心臟」，可見它在人體扮演著多麼重要的角色。腳就像鏡子般會如實反射出人體各種器官和內臟的問題，所以也稱為「腳底反射區」。不過腳底按摩等民俗療法，無法醫治身體器官或內臟的各種疾病，但對於改善整體健康有一定的幫助。因為血液是從心臟開始往腳底方向流動，在腳底做 U 型轉彎之後再次流向心臟，所以充分刺激腳底確保血液循環暢通是很重要的。腳底也是平時經常使用到的部位，持續按摩，可以舒緩腳底疲勞。另外，如果在按摩前可以先進行足浴或半身浴，效果會更佳。建議大家可以先做下半身的淋巴循環（P.174）之後，再來做腳底按摩。

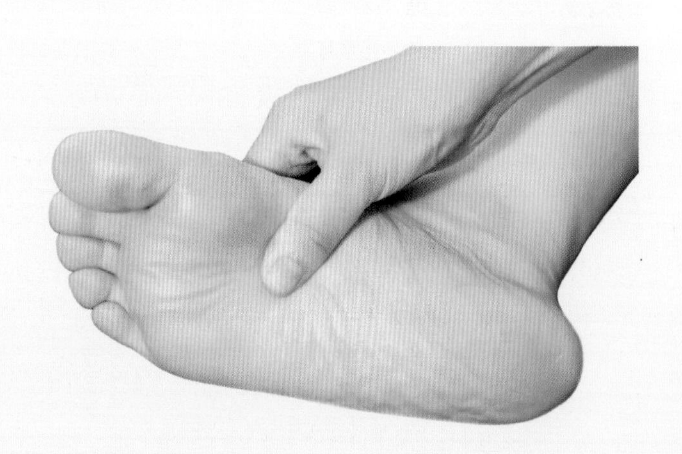

1

刺激湧泉穴

10
次／左右

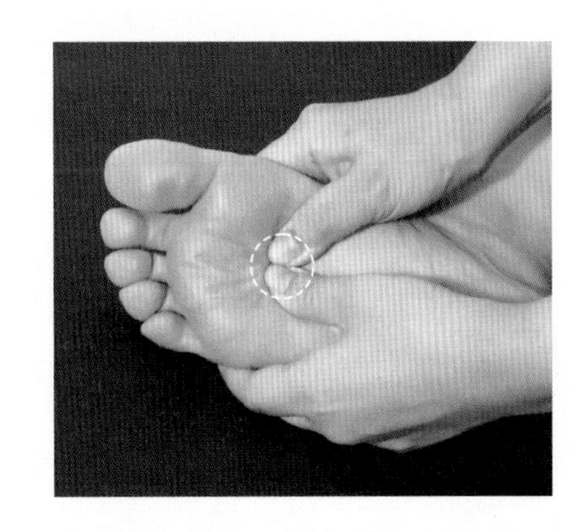

湧泉穴的意思是：「生命力和脈氣像泉水般冒出來。」這個穴道位於腳底前1/3的中央凹陷處，用雙手大拇指用力按壓，大約3秒，休息2秒算1次，反覆做10次促進血液循環。如果想更強烈地刺激這個穴道，可以使用較粗的鉛筆頭（筆芯的另一頭）來按壓。

▶ 另一邊也用相同的動作進行按摩。

2

刺激腎臟——膀胱的腳底反射區

20
次／左右

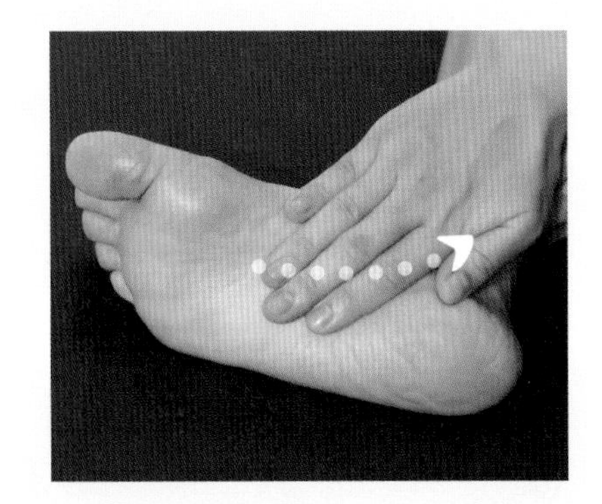

腳底中央內側的凹陷處，是腎臟到膀胱的反射區，兩者之間透過輸尿管連接。因此，只要刺激這個部位就可以促進尿道排出老廢物質。用手指用力按壓，同時做出拉向腳踝的動作。重複20次。

▶ 另一邊也用相同的動作進行按摩。

3

刺激腳後跟

20
次／左右

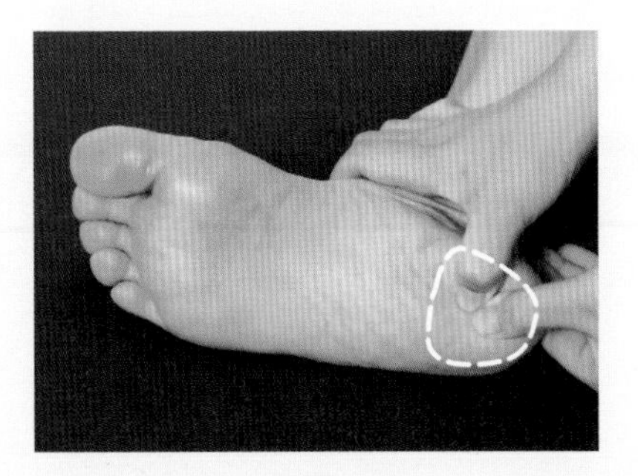

腳後跟是生殖器的反射區。確實按壓腳後跟20次，可以促進生殖器的血液循環，還能預防腳後跟龜裂或發麻。

▶ 另一邊也用相同的動作進行按摩。

4
刺激腳底中間部位

1
次 / 左右

腳底中間部位，是身體所有內臟器官的反射區。用雙手大拇指按壓揉捏1分鐘，可以促進內臟的血液循環。

▶ 另一邊也用相同的動作進行按摩。

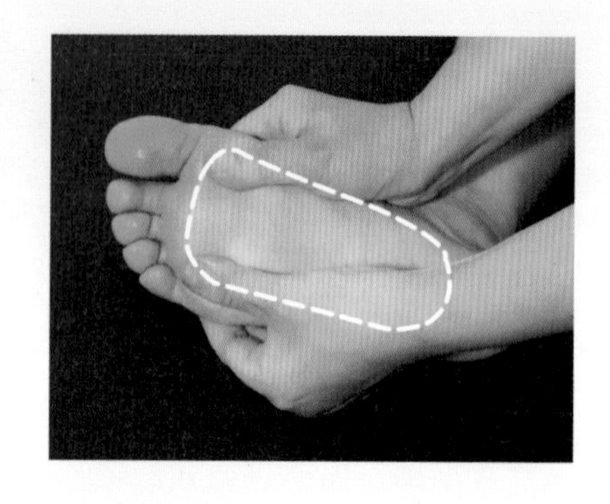

5
刺激腳趾的末梢神經

腳趾是頭部所有器官的反射區。依序由下往上按推5隻腳趾，每隻腳趾按推10次，可以刺激末梢神經。

▶ 另一邊也用相同的動作進行按摩。

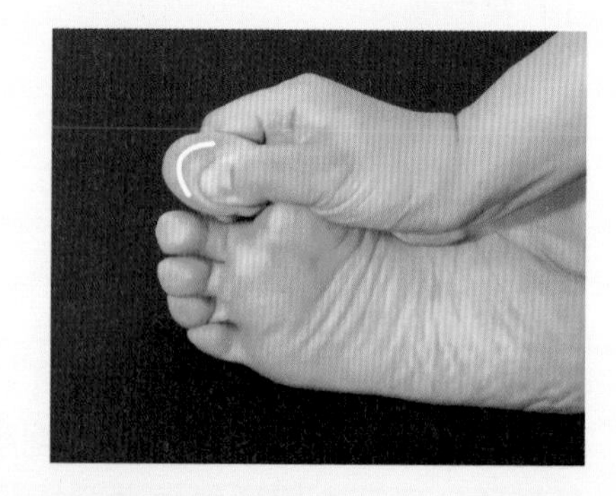

6
刺激腳背

腳背上可以看到青色血管，這裡布滿了無數的穴道。握拳後，用畫Z字形的方式在腳背上來回移動，約按揉30秒即可。

▶ 另一邊也用相同的動作進行按摩。

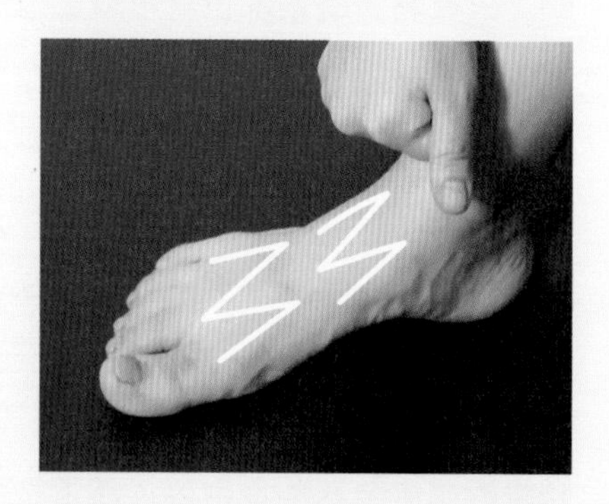

TIP⊕ plus tip

兩款保養皮膚健康的天然面膜

＊由於每個人的肌膚狀態都不太相同，使用面膜時若有過敏現象，請立即停用。

1 去角質的米糠粉面膜

搗米過程中的米糠，可以去除肌膚角質和具有保濕效果。如果每1～3天都會做一次按摩，那麼一週做一次去角質就即可。在一般的網路商店可以購買到米糠。

step ❶ >>>

將米糠粉1t，果汁（檸檬汁、柳橙汁、醜橘汁）1t，蜂蜜1t，水1t混合在一起，攪拌均勻。只要塗抹在臉上，不會一直往下滴的黏稠程度即可。

▶ 加入蜂蜜的作用，除了不讓面膜太過稀釋，還有保濕的效果。如果不放蜂蜜，則可減少水的分量。雖然也可以使用新鮮果汁，但最好使用100%的檸檬汁。所有材料單位的計算，都是以茶匙為基準。

step ❷ >>>

把面膜均勻地塗抹在臉部和頸部後，按揉5分鐘。如果太快或太用力按揉，會過度刺激肌膚，所以要用畫小圓的方法慢慢按揉。先從最不敏感的下巴開始按揉，順序是下巴→人中→鼻子→額頭→臉頰→頸部。

step ❸ >>>

注意不要讓面膜跑進眼睛，最後用冰水沖洗乾淨。

2 加強保濕的荏胡麻粉面膜

用米糠粉面膜去除角質之後，再用具有加強保濕效果的荏胡麻粉面膜，肌膚會更加容易吸收。持續每週數1～2次荏胡麻粉面膜，可以讓肌膚變得水嫩光滑，散發出自然光澤。

step ❶ >>>

將荏胡麻粉2t，蜂蜜1t，水1t混合在一起，攪拌均勻。

▶ 比例是2：1：1。所有材料單位的計算，都是以茶匙為基準。

step ❷ >>>

把面膜均勻地塗抹在臉部和頸部後，貼上一層保鮮膜以防止水分蒸發。

▶ 保鮮膜要夠長才能夠連頸部也覆蓋到。另外，在眼睛、鼻孔、嘴巴的部位，剪好大小適中的透氣孔。

step ❸ >>>

為了讓肌膚好好吸收，可以躺下來休息20分鐘左右。

▶ 躺著的時候，可以順便進行鎖骨上方的按摩。

step ❹ >>>

用材質柔軟的道具刮下面膜後，用冰水沖洗乾淨，最後記得擦上基礎保養品。

TIP⊕plus tip

關於經絡按摩的Q&A

Q
按摩之後，臉會變小嗎？

A 按摩可以刺激到肌膚和肌肉。當肌肉放鬆、浮腫消除、下垂的肌膚被拉提之後，自然就會覺得「我的臉原來沒有這麼大。」臉的大小，是由骨架、肌膚和肌肉來決定的，按摩是不可能讓骨頭變小或變大。骨頭非常硬，單靠手的力量是不可能變形的。因此，如果太過用力按摩，反而有可能傷害手指關節、肌膚及骨頭。按摩的目的，是藉由安全且舒服的方法刺激肌膚和肌肉之後，重新找回臉部輪廓、拉提肌膚以及排出囤積在淋巴的老廢物質。

Q
按摩之後，可讓臉頰肉變得飽滿嗎？

A 肉是由肌肉、脂肪和皮膚組成的。而臉頰肉，又像五花肉是由好幾層肌肉和脂肪口袋所組成。因此，必須增加肌肉和脂肪，才能夠讓臉頰肉飽滿。脂肪和肌肉的量是由營養決定。換句話說，必須「吃」才可能讓臉部或身體增加脂肪和肌肉。因此，不可能透過按摩長肉。按摩能做的是讓下垂的臉頰肉拉提，進而改善臉部凹陷處。當臉型被修改得更圓潤之後，自然會給人好印象。

臉上脂肪最多的部位，是臉頰與下巴。這是從骨架結構上來看，顴骨和下巴有比較大的空間可以存放脂肪。而額頭、顳顬和眼睛下方，看起來比較平坦也是因為這些部位可以存放脂肪的空間非常小。如果臉部顴骨突出、眼睛下方凹陷、額頭扁平、顳顬塌陷等問題過於嚴重時，就必須透過脂肪植入手術或注射填充物等才能改善。

Q
有能改善青春痘潮紅的按摩嗎？

A 青春痘和潮紅需要用醫療保養品才能改善。青春痘是因為皮脂和細菌結合後，產生發炎性皮膚疾病，如果想靠自己治療的話，反而有可能讓情況惡化，建議尋找專業的皮膚科醫生治療。如果長了青春痘，就要避免按摩，以免與皮膚產生摩擦。如果是因為其他目的必須進行按摩，也務必要避開長青春痘的位置。

潮紅屬於血管性疾病，也是需要使用醫療保養品才能改善。如果潮紅很嚴重，必須避免摩擦，盡快去醫院進行治療。但如果是輕微潮紅，反而可以透過按摩來改善。如果你的皮膚屬於敏感性潮紅，在真皮的組織液內會有許多老廢物質和發炎。此時可以順著淋巴結持續做「排膿按摩（P.169）」。按摩雖然無法根治潮紅，但是可以幫助排膿，進而預防或減緩潮紅惡化。這裡的「排膿」指的是「排出膿液（發炎）」。

Q
按摩之後，青春痘反而增加了。為什麼？

A 按摩過程中，毛細孔會分泌出皮脂或汗。因為按摩常常是用手跟皮膚產生摩擦，所以手掌心也會出汗。完成按摩之後，皮膚表層的老廢物質很容易跟乳霜或精液的油分混合在一起。這時候臉部皮膚因為血液循環順暢了，溫度也會上升。因此按摩後，一定要排出老廢物質和降溫。如果不這樣做，老廢物質會堵塞毛細孔，然後跟皮脂和細菌結合後，長出青春痘。按摩後用濕毛巾擦拭是必要步驟。（P.65）。

Q
早上按摩好？還是晚上按摩好？

A 先說結論，什麼時候按摩根本不重要。只要根據自己的生活模式選擇空閒時間按摩即可。如果因為飲食習慣或體質的關係，早晨起床後臉部會浮腫的話，可以選擇在早上進行按摩。這樣就可以養成消除浮腫的習慣。相反地，如果完成一整天的工作後，臉部肌膚特別下垂和暗沉的話，就可以選擇在晚上按摩，幫助抵抗地心引力一整天的下垂肌膚重新恢復彈性。

Q
按摩之後，皮膚會下垂嗎？

A 皮膚開始老化之後，在下垂之前會先變粗糙。這是因為真皮水分（玻尿酸）不足和支撐臉部的支柱（膠原蛋白、彈性蛋白）崩塌的關係。我在小時候常常覺得奶奶的手背肉非常好玩，輕輕地抓起奶奶手背上的肉，放開之後，肉會先維持被抓起的狀態後再慢慢地散開。當時覺得相當神奇，因為跟身為小孩的我的皮膚完全不同。真皮水分充足的話，皮膚就會富有彈性且透亮飽滿。幼兒的肌膚都是水嫩嫩的，但是開始老化之後就會變粗糙。這是因為皮膚組織是彼此沾黏在一起的。

這個現象稱為「體液老化」，減緩這種老化的方法就是「刺激」。身體各處的組織糾結在一起，只要四處按摩、拍打，皮膚就會受到刺激。皮膚受到刺激的話，原本正在老化的細胞就會被活化，真皮組織變得柔軟後，自然就能提供水分。提供水分給細胞最快的方法就是促進血液循環，而按摩可以達到這個效果。按摩等各種刺激皮膚的方法，可以促進血液和淋巴的循環，同時還能刺激肌肉，讓包覆肌肉的筋膜變得具有彈性。因此，只要幫肌膚打造一個提升皮膚層彈性的良好環境，就可以預防皮膚下垂。

Q 可以每天按摩嗎？

A 可以每天按摩。如果很難天天按摩，也可以每隔3天按摩一次。最好是每1～3天按摩一次，每次按摩30分鐘。因為30分鐘之內可以將頸部伸展（P.70）、鎖骨上方（P.73）、頭皮（P.75）、臉部按摩（P.98-154）全部進行一遍。如果太過忙碌，可以省略鎖骨上方和頭皮的部分，只做頸部伸展和臉部按摩。即使每次按摩時間不長也沒關係，最重要的是持之以恆。

每個人老化的速度雖然有所差異，但是30歲之後，至少每3天就要進行一次按摩，才能讓肌膚維持彈性。假設你今天做了按摩，未來3天因為生物規律的關係，肌膚會自然老化和受地心引力影響開始下垂。無論如何，我們都會因為不可抗拒之因素慢慢老化。但是在3天之內有做按摩的話，可以減緩老化速度。換句話說，會比實際年齡更加緩慢地老化。

Q
按摩時，
不太清楚
如何抓力道？

A 按摩的目的有促進淋巴循環和皮膚拉提，不同目的要使用的力道會不同。如果是要促進淋巴循環，就要按壓約5mm的深度才能確實地刺激到淋巴。當然額頭和眼睛周圍的皮膚比較薄，就不需要按壓至5mm，大約按壓3mm即可。這種輕微的力道，就能充分地刺激到淋巴和促進血液循環。如果是要透過刺激筋膜和肌肉來拉提皮膚，就必須按壓得更用力才能夠達到效果。另外，人體皮膚的厚度並分全部一致，所以針對不同的身體部位，力道也會不同。

有人說，如果太過用力按摩，會帶給淋巴結和毛細血管過大的壓力，反而妨礙淋巴液和血液的流動。這個說法不一定正確。如果真的會妨礙體液流動，必須要長時間地按壓才有可能。例如，長時間穿過緊的緊身褲、塑身衣、內衣等，就有可能讓那些部位的體液流動不順暢。因此，短時間的按壓不只不會產生問題，反而可以促進體液流動。

注意不要按摩到瘀青，因為毛細血管破裂才會產生瘀青。毛細血管一旦破裂，需要兩週時間才能修復。按摩按到毛細血管破裂的話，附近的淋巴結也會受到影響。如果大家去專業美容院做臉部管理時，通常會按壓到深層肌肉，所以感覺到有點痛。另外，專業美容師在幫顧客按摩臉部或身體時，用的不是自己手掌的力道，而是身體的反作用力，手只是美容師的媒介。此外，美容師通常是站著替顧客按摩，這時利用身體的反作用力可以傳遞出來的力量，會比坐著按摩要強。自我按摩則沒有這個問題。換言之，如果想感受力道強的按摩，可以一週去一次護膚中心，其他時間自己在家按摩即可。自己按摩時沒有身體的反作用力，只能透過手臂和手掌的力量按壓。有時會因為求好心切而用力過度，反而造成手指關節炎或是肩膀的斜方肌疲累。自己按摩時，最好不要讓手部過度出力，適當地按壓就可以了。

Q
手術之後也可以按摩嗎？

A 施打肉毒桿菌的話，1～2個月後就可以開始按摩。咀嚼肌、眼角、下巴、顳肌等部位，如果是做注射填充物或埋線拉提手術，也是1～2個月後就可以開始按摩。畢竟注射填充物或埋線拉提手術是在體內植入異物，即使過了好幾個月，按摩時還是有可能會感覺不太舒服。如果有感到特別疼痛或不舒服的部位，可以小力地輕輕滑過或是直接省略。另外，動手術之前，在全臉確實地做淋巴循環和皮膚拉提按摩，可以提高手術效果。

其他脂肪移植、抽脂、雷射治療、拉提手術（超音波、高頻波等），也是1～2個月後就可以開始按摩。如果是做自體脂肪移植，可能會擔心辛辛苦苦植入的脂肪會因為按摩而流失。如果被植入的脂肪層有囤積老廢物質，透過按摩排出老廢物質後，脂肪層會變薄；但如果沒有囤積老廢物質，只充滿脂肪，脂肪層就不會變薄，按摩是不可能減少脂肪的。高頻波這類醫療器材會在皮膚引發深層熱能後，促進脂肪細胞分化和排出。如果是做臉型手術或顴骨削骨手術，醫生判斷完全恢復之後，也可以進行按摩。因為自我按摩的力道很輕，不可能讓骨頭變形。只是仍需先徵求專家的建議。

Q
按摩的效果可以維持多久？

A 一般護膚中心的廣告上，都會宣稱做完10次或20次的皮膚管理之後，未來幾個月都可以維持抗老或拉提，這是過於浮誇的宣傳。我們將按摩比喻成運動，如果做10～20次高難度運動之後，完全不運動也可以維持身材嗎？必須搭配飲食和定期運動才能維持減重後的體重，按摩並不是整容手術，很難確保做了按摩就可以維持多久效果。但只要持之以恆，效果就一定能維持，一旦停止按摩，身體就會回到原本的老化速度。

Epilogue

結語

按摩是我最大的樂趣，也是我最擅長的事情。我只是將自己喜歡的東西製作成影片分享在YouTube上，沒想到受到這麼多人熱烈的迴響，甚至還可以出版書籍。按摩真的為我帶來非常多的好運。最近我還非常喜歡查看YouTube上面的留言。每次看到重要的留言時，都會感到非常開心。「持續按摩之後，好像不用去做整形手術了。因為現在自然的變美。」、「最近常常聽到有人說我變好看了。」、「我很開心按摩成為自己生活中重要的樂趣之一。」我單純地分享自己的經驗和體驗就已經非常開心了，看到這麼多人親自按摩之後的成果，更令人感到喜悅。

當然還有些人對按摩依然感到顧慮，或實際按摩之後產生了某些副作用。「按摩之後，反而開始冒青春痘了。是不是哪裡做錯了呢？」看到這些留言，都會反問對方是不是做了哪些有可能長青春痘的原因。例如，是不是按摩沒有用濕毛巾擦拭，就馬上去洗臉？還是沒有洗臉，就馬上去睡覺或馬上化妝等。接著，我還會向對方解釋為什麼按摩之後沒有做好收尾，會冒青春痘的原因。通常看到說明之後，對方會再次留言說：「原來是因為如此才會冒青春痘。下次一定會記得用濕毛巾好好清潔臉部。」像這樣與大家一起發現並解決問題的感覺，真的是太棒了。

有些人會猶豫是否要開始按摩。「像影片那樣拉皮膚的話，不會讓皮膚更下垂嗎？」、「按摩不會讓皺紋更加深嗎？」我看到這些留言時，就會用過去所學的理論幫對方解開這些誤解，接著慢慢地說明按摩的原理和效果。通常幾個月之後，就會再次看到對方留言：「一開始是抱持著半信半疑的態度開始按摩，現在反而覺得如果沒有按摩的話，現在可能更慘了。」、「我好後悔現在才開始按摩，之前的時間都白白浪費了！」

因為各式各樣的留言，我才能持續地成長。為了如此信任我的大家，將持續努力地製作出品質優良的內容。在此，想向幫助我持續做出好內容和不斷成長的YouTube頻道〈中國老虎kr tiger〉的粉絲們表達衷心的感謝。也非常感謝給予出版第一本書的出版社和持續提點我的編輯。我將過去透過影片分享的內容，再次整理成文字，如果讀者們搭配影片一起觀看，應該會讓效果加倍。希望大家好好地使用這本書，之後也將在YouTube上持續分享更棒的內容！

韓式經絡按摩 셀프경락

作　　者 | 鄭智恩 JUNG JIEUN
譯　　者 | 劉小妮 Lora Liu

責任編輯 | 楊玲宜 ErinYang
責任行銷 | 朱韻淑 Vina Ju
封面裝幀 | 李涵硯 Han Yen Li
版面構成 | 張語辰 Chang Chen
校　　對 | 鄭世佳 Josephine Cheng

發 行 人 | 林隆奮 Frank Lin
社　　長 | 蘇國林 Green Su

總 編 輯 | 葉怡慧 Carol Yeh
主　　編 | 鄭世佳 Josephine Cheng
行銷主任 | 朱韻淑 Vina Ju
業務處長 | 吳宗庭 Tim Wu
業務主任 | 蘇倍生 Benson Su
業務專員 | 鍾依娟 Irina Chung
業務秘書 | 陳曉琪 Angel Chen
莊皓雯 Gia Chuang

發行公司 | 精誠資訊股份有限公司
地　　址 | 105台北市松山區復興北路99號12樓
專　　線 | (02) 2719-8811
傳　　真 | (02) 2719-7980
網　　址 | http://www.delightpress.com.tw
客服信箱 | cs@delightpress.com.tw
ISBN：978-986-510-231-9
初版一刷 | 2022年08月
建議售價 | 新台幣380元

本書若有缺頁、破損或裝訂錯誤，請寄回更換
Printed in Taiwan

國家圖書館出版品預行編目資料

韓式經絡按摩／鄭智恩著 ; 劉小妮譯. -- 初版. -- 臺北市：精誠資訊股份有限公司, 2022.08
面； 公分
ISBN 978-986-510-231-9(平裝)
1.CST: 按摩 2.CST: 經絡

413.92　　111010967

著作權聲明

本書之封面、內文、編排等著作權或其他智慧財產權均歸精誠資訊股份有限公司所有或授權精誠資訊股份有限公司為合法之權利使用人，未經書面授權同意，不得以任何形式轉載、複製、引用於任何平面或電子網路。

商標聲明

書中所引用之商標及產品名稱分屬於其原合法註冊公司所有，使用者未取得書面許可，不得以任何形式予以變更、重製、出版、轉載、散佈或傳播，違者依法追究責任。

版權所有　翻印必究

셀프경락: 사진 찍을 때마다 신경 쓰이는 고민이 있다면

Copyright ©2021 by JUNG JIEUN
All rights reserved.

Original Korean edition published by ORANGEPAPER Co., Ltd (Bookisbab).

Chinese(complex) Translation rights arranged with ORANGEPAPER Co., Ltd (Bookisbab).

Chinese(complex) Translation Copyright ©2022 by SYSTEX Co., Ltd.

through M.J. Agency, in Taipei.